向猝死說no

何謂猝死？
為何主流醫學無法預防及治療？何謂綠能整合醫學療法？它能為人類帶來什麼新的醫學希望？

潘欣祥、馬芳傑─著

What' s Health 002

向猝死說 NO

作　　　者：潘欣祥、馬芳傑著
總 編 輯：許汝紘
副總編輯：楊文玄
美術編輯：楊詠棠
行銷經理：吳京霖
發　　　行：楊伯江、許麗雪
出　　　版：佳赫文化行銷有限公司
地　　　址：台北市大安區忠孝東路四段341號11樓之三
電　　　話：（02）2740-3939
傳　　　真：（02）2777-1413
www.wretch.cc/ blog/ cultuspeak
http://www. cultuspeak.com.tw
E-Mail：cultuspeak@cultuspeak.com.tw
劃撥帳號：50040687 信實文化行銷有限公司

印　　　刷：漢藝有限公司
地　　　址：台北縣中和市中山路二段 317 號 4 樓
電　　　話：（02）2247-7654

總 經 銷：時報文化出版企業股份有限公司
地　　　址：中和市連城路 134 巷 16 號
電　　　話：（02）2306-6842

更多書籍介紹、活動訊息，請上網輸入關鍵字　華滋出版　搜尋　或　高談文化　搜尋

國家圖書館出版品預行編目資料（CIP）資料

向猝死說 NO ／
潘欣祥，馬芳傑著.
初版——臺北市：佳赫文化行銷，2010.08
面；　公分 ——（What's Health；2）
ISBN：978-986-6271-18-2（平裝）
1. 心血管疾病　2. 猝死症　3. 另類療法

415.3　　　　　　　　　　　　　99013234

目 錄

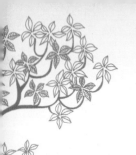

推薦序一

潘醫師曾在我的醫療中心服務了一段時間。在與他共事的過程當中發現，雖然年逾花甲仍然非常用功，而且有一股急於分享的熱情。在與他討論知識的互動中，我們都承認，人體內部運作的複雜度比我們在三、四十年醫學生涯所學所知要高出許多，愈用功了解，發現不懂的愈多；我們不得不更謙虛，也更惶恐於目前醫療領域對每種疾病的診斷與治療，是不是真的已找到了根本原因對症而治——還是「倒果為因」而治。基於人命無價但預算有限，體制中的治標傾向已積重難返；但諷刺的是，不從預防保養與治本著手，無法「治癒」（醫師說法是需一輩子用藥）的慢性病愈來愈多，全民健保的預算恐將隨時潰堤。我想這也是潘醫師從美國學完中西醫整合的精髓回到兩岸從事臨床工作之餘，寫了七、八本醫療科普書與一般民眾分享的最大原因。

這本書潘醫師要談的是「NO」這個在體內運作中產生的東西，他靈機地與書名作連結，也把大家害怕的不定時炸彈「心肌梗塞」從另一個角度提出預防保養之道。也再一次強調他過去幾本書中分享的一貫理念：治療都是基於恢復人類天生自然的自我調節與修復功能。

「NO」（一氧化氮）是個體內化學產物，到目前為止我們大部份西醫對身體內部功能的運作還是從「化學性」的角

度檢視,所以我們會開「生化」檢查單,然後據此開「化學藥物」處方單。但是本書提到,醫學專家從大量的研究中發現,「NO」不只是個「資訊分子」,它還是個「信息傳遞者」(信使)。什麼是「信息」?

拜於近兩百年來醫療科技的進步,以及基於長期科學研究的觀察統計分析,體內為因應疾病的發展過程,「組織構造變化」(如鈣化、囊腫、水泡、腫瘤)已是最後的結果,在此之前的過程是「分子化學變化」(如生化值異常、荷爾蒙不平衡等),而更早的發展過程是「信息能量變化」。「信息能量變化」是在細胞層次內進行,如粒線體的能量製造就是,「NO」(一氧化氮)的產生也是在此層次。所以在這個層次的了解及處置才是預防保養與治本之道。否則對人體的了解仍停留在「組織構造變化」與「分子化學變化」層次,就會如潘醫師在書中所說的:目前主流醫學使用許多的長期控制治療藥物,不斷累積的副作用現象,最後造成器官功能衰退,而終生不能停藥,或者劑量愈服愈多。

幸好近五、六十年來,歐洲醫療系統的醫學專家們不盲從於美國系統商業化的「對抗醫療」(Allopathy),基於他們量子物理的深厚基礎(從愛因斯坦到波爾),以及深信中醫源頭的五行經絡與天人合一的小宇宙大宇宙理論,因此在「細胞內層次的信息能量變化」與「心智層次的磁場頻率變化」有了很好的研究成果。

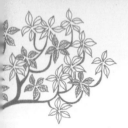

　　本年五月，筆者去參加德國一場醫學研討會，恰巧就有一位德國環境醫學與能量醫學專家洛塔爾·霍勒巴赫醫學博士（Dr. med. Lothar Hollerbach）談到「NO」（一氧化氮）與粒腺體疾病的研究，他就是用「Oberon信息能量非線性分析系統」檢測細胞內粒腺體的變化。他認為20年來，分子生物學相當專注於粒腺體疾病的研究，然而傳統醫學對此卻很少重視。因為自2001年以來，德國的分子生物學家克雷默博士（Dr. H. Kremer）就指出多系統疾病（例如：癌症、癡呆、慢性疲勞症候群、過敏）與一氧化氮氣體（NO）導致硝酸化壓力的關係，即一氧化氮／過氧亞硝基陰離子循環（NO／ONOO - Cycle），這樣的惡性循環造成複雜的細胞損害，並且阻止細胞粒腺體內重要金屬酶的產生，也因而產生粒線體疾病，這樣的粒線體疾病就導致許多嚴重的多系統疾病。這是從另一個角度來看「NO」（一氧化氮）。

　　所以這本書的誕生，可知潘醫師實在是個先行者。先驅通常都是寂寞的，但「德不孤，必有鄰。」心胸開放的讀者才是支持的最大力量。也只有心胸開放才能為自己的健康找到客觀正確的保養預防之道。

日月星抗老整合醫療中心院長　鄭榮耀醫師
二○一○年六月

8

推薦序二

個人認識潘欣祥醫師已經超過15年了。剛認識潘醫師時，他已經是一個知名的婦產科醫師，當時我非常驚訝他竟然放下繁忙的事業，老遠地跑到美國來學習中醫。個人對他實事求是、精益求精的學習態度及精神非常佩服。

潘醫師學習的腳步並沒有因拿到中醫碩士而停止，他還學習西藏醫學、能量醫學、自然醫學，並融合中醫五色、五味、五音等五行辨證，成為他自己獨創的「綠色整合醫學療法」。此一整合療法已經幫助許許多多的人找回新生命。

潘醫師在他這本《向猝死說NO》書中，精闢的敘述「猝死」的原因，以及因此而造成的許許多多家庭悲劇與社會損失。他用很多實際的病例使大家了解他如何用「綠色整合醫療法」來幫助他的病人並遠離「猝死」。拜讀潘醫師之作，使我對「猝死」及「綠色整合醫學療法」有更進一步的了解與認識，更感謝潘醫師毫無保留地分享他的整合醫療法。

希望大家（包括醫師、中醫師）研讀潘醫師的書，也讓我們一起向猝死說「NO」！

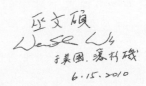

巫文碩
Wesley Wu
于美國‧舊金山
6.15.2010

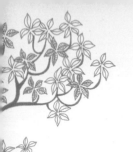

推薦序三

　　免疫力就是人體免疫系統的防禦能力，包括：防衛身體，避免病毒、細菌與過敏原等的入侵，以及內部細胞的辨識與修復。如果能提供我們人體內組織器官細胞良好的生存環境與空間，人體器官細胞就能進行自我調整與激發其潛能。當我們人體細胞啟動「自我修復」的功能，就能促使器官的功能自行恢復，這就是所謂的「自癒力」。仿間有許多宣稱提高免疫力的藥物與治療方法，常只是「瞎子摸象」以偏概全，而有「以管觀天」之憾。因此，潘醫師在書中強調要注重「內在綠色環保」，如此許多慢性疾病就可以「不藥而癒」。

　　依據聯合國世界衛生組織（WHO）的標準，所謂「猝死」，是原本無任何症狀跡象，而在突發後1個小時之內死亡；猝死可以說是冠狀動脈心臟病中最嚴重，也是最令人難以琢磨的可怕現象。「胸痛」，在冠狀動脈心臟病是相當常見的症狀，但常不十分明顯。其中所謂「無痛性心肌缺氧」是以目前的主流西醫，直接或間接的檢查，測定左心室功能、血流量、電位的狀態或新陳代謝，顯示心肌細胞缺氧，以及各種心血管功能損傷，然而人體卻沒有任何不舒服的跡象，此種「亞健康」狀況是當前最危險的「猝死」殺手，也是我們最應該重視者。

　　該如何讓亞健康狀態的心血管功能損傷回復呢？潘醫師分享他十多年來專研中西醫與另類醫學的心得與臨床經驗，提出

「綠色整合醫學療法」。以「身心靈」的健康為考量，結合「物質」、「能量」與「訊息」三種層面的理念，原則及方法，不同於一般的「單純螯合療法」，可說是更專業，更細緻，因此書中之案例療效分享，結果顯示效果更好，時間更短，副作用更少，值得一探究竟。

「綠色整合療法」除了補充人體失衡與欠缺的物質，還結合了光波的光譜療法，聲波的音樂療法，電波與磁力波的波動能療法，以及尿液的訊息療法，因此只需要1/5至1/10的「單純螯合療法」的劑量與濃度，五至十五天的治療，每次治療只需二至三小時，就可以產生逆轉與消除「頸總動脈血管粥狀斑塊的病變」的效果，恢復正常血流量及血流速。值得一提的是，「綠色整合療法」不同於一般「單純螯合療法」會產生激烈疼痛的副作用，但療效更好，讓需要治療的人不再恐懼，而能在輕鬆的狀況下回復健康，可說是美事一樁！

台北市立聯合醫院仁愛院區
過敏免疫風濕科主任
劉玲伶 醫師

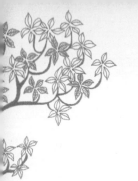

自 序

為什麼猝死？

　　據我所知，每年在大陸的台商精英，從北京到海南，約有七、八位「猝死」於高爾夫球場或商場上，而且年僅四十左右。到底「為什麼猝死」？是一般人所說的「過勞死」嗎？可以早期預警？可以有效預防與治療嗎？

　　許多知名人士如：蔣介石之孫、蔣經國之子——章孝慈及蔣孝武，都因心、腦血管病變而「猝死」；已接獲「內政部長」任命，卻在上任前夕於爬山時「猝死」的廖風德先生。這些不幸的事件，令家人與親友悲痛萬分，更令世人錯愕與惋惜，甚至恐慌。然而，擔負天職的心、腦血管專家們，卻依舊安然如山，似乎這事不關己，或是已經見怪不怪了呢？

　　然而，一首台語老歌「為什麼？」，卻開始繞旋於我的腦海「為什麼？為什麼？為…什…麼…？」為什麼主流醫學不能更早、更精確地提出預警？為什麼沒有更有效的防治方法？為什麼一定非得要歐美醫學專家，教我們如何防治才防治？

　　二十多年前　眼睜睜地看著父親在「用盡現代醫療方法」之下，仍因高血壓引起中風而過世。十多年前，四姐夫的腹主

動脈血管瘤破裂，仰賴急救手術度過危險期，但是動脈血管瘤早已布滿全身，最後也在「用盡現代醫療方法」之下，，依然無法逆轉動脈血管病變而過世。這種種震憾，觸動了我「無助、無能的西醫」的渾鈍心念，改從各種「不入流」的另類醫學中探索解答。

十多年來，總算摸索出「綠能整合醫學」療法，願以野人獻曝之心，與大家分享。希望給予以上的「為什麼？」，有些助益的、合理的解答與解決之道；更希望醫學界能以各種角度來重視與評論，別再讓心、腦血管病變的「猝死」降臨！

作者 潘欣祥

前　言

猝死——跨越時空藩籬的無聲殺手

　　所謂「猝死」，依聯合國世界衛生組織（WHO）的標準：原本無任何症狀跡象，在突發病症後1個小時內死亡。探究猝死的起因，通常無關於外傷性、暴力性的損害，而是牽涉到心、腦血管的病變。

　　在冠狀動脈心臟病症中，猝死可以說是最駭人、最難以捉摸的現象。美國每年約有15至20萬人猝死於心臟病，其中只有不到1/10，僥倖經由心肺急救（CPR）而暫時逃離死神之手。這些幸運者，主要是於發作3分鐘之內，得到適當的CPR救治，才暫時逃過一劫。然而，如果沒有理想的預防與治療，這些幸運者仍高達60%難逃「猝死」劫難的再度降臨。

　　近10年來的醫學，在預防、診斷和治療上日新月異，但是無痛性心肌缺氧而突發「猝死」的現象，近年來似乎越來越多，幾乎人人自危，誰都不知道自己是不是「猝死」之神的下一個目標。因為太多案例，在突發「猝死」之前，都是好端端的「健康」人，甚至還有各大小醫院的健康檢查，「正常報告」的背書，卻突遭死神降臨。這種從正常「跳躍」到猝死，怎不令人膽顫心驚？

　　事實上，「猝死」並非現代人的專利，自古即有之。經由考古學家配合病理學家，在中國湖南馬王堆漢代古墓中，發現人類最早

的「猝死」木乃伊女屍——辛追夫人。經由解剖發現，古屍的心臟血管粥狀斑塊梗塞，全身血管也呈現粥狀斑塊硬化病變，胃部還發現七粒未消化的瓜子仁，因此可以推斷：辛追夫人是一位養尊處優的王族貴夫人，患有高血脂、高血壓、心血管粥狀斑塊硬化，在千年前某一天，正當她閒聊與嗑瓜子時，突發心肌梗塞而「猝死」。這是人類史上，最古老而且有憑有據的心血管病變「猝死」首例。

　　不論身分地位、不論古今中外，「猝死」一直伴隨著人類，我們怎能不跟「猝死」說「NO」？

　　「NO」中文之意是「不」，化學名稱卻是「一氧化氮」——防治心、腦血管病變的天然藥物。所以，向「猝死」說「不——NO」之前，應先讓心、腦血管內皮組織，產生「NO——一氧化氮」，逆轉心、腦血管粥狀斑塊硬化的病變。這種激發人體細胞自癒作用，才是真正理想的心、腦血管病變與「猝死」之防治方法。

　　近年來，我們發現了激發心、腦血管內皮組織細胞，自製「NO」的理想方法——「綠能整合醫學療法」：採用改良型「螯合療法」，配合維生素及微量元素的補充，整合聲、光、電、磁場的波動能量，並融合針灸及訊息的導引，激發了心、腦血管內皮細胞，恢復自製天然心、腦血管病變的藥物——的功能。

　　讓「NO」來降低血粘度，消除紅血球或血小板聚集，恢復血球活力及增加攜氧表面積，達到逆轉心、腦血管粥狀斑塊硬化、阻塞病變的自癒作用，真正徹底防治「隱形殺手」的猝死，並跟「猝死」之神說「NO」！

「猝死」無時無刻都潛伏在你我之間

「NO」是「不」

「NO」也是「一氧化氮」

「NO」更是天賜防治心、腦血管病變良藥

透過綠能整合醫學療法

激發「NO」

啟動人體的自癒本能

拒絕猝死

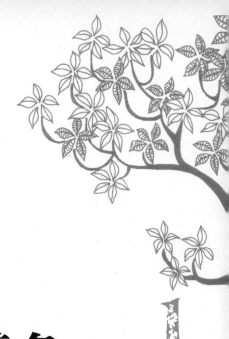

猝死的號角

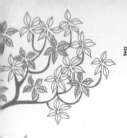

氧氣惹的禍

許多醫學專家認為猝死，是沒有任何病症的健康身體，心臟電位突發異常，引起心室頻脈或心室顫動，最後心跳完全停止。此外，另一種較罕見的起因，在於心房之間的電力傳導受阻或緩慢，導致心臟停止跳動。

事實上，這些現象是「果」，猝死真正的「因」，來自於腦部或心臟突然嚴重「缺氧」。每個人都知道，腦細胞缺氧5分鐘，即能引發腦死而亡，或成為喪失運動及感知功能的腦癱「植物人」。而心肌細胞嚴重缺氧時，將引發心臟電位異常或電力傳導受阻的現象，並在數分鐘之內，造成胸口劇烈疼痛、心臟停止收縮。

所以，當供給氧氣的心、腦血管發生病變，截斷心、腦細胞的供血量與供氧量時，心臟與腦部隨即陷入嚴重缺氧狀態，猝死於是降臨。據統計，90%以上的猝死案例，幾乎早已罹患多年的慢性疾病，另外10%經由病理解剖，也可以發現猝死之因是心、腦血管的病變。

陷入惡性循環的血液系統

在中央科學研究院院士王唯工博士《氣的樂章》一書中，以物理學上的共振理論，解釋人體血液循環的原理，並認為從日常小毛病、慢性疾病、重大疾病到人的十大死因，基本上都是血液循環出了問題。近十數年來，從事「波動訊息能量整合醫學」臨床研究及治療，發現許多相互印證的現象，和影響血液循環的幾個基本因素：

1.心臟與經絡穴道共振：

王唯工博士透過物理學理論，說明人體器官的生理現象，並

提出心臟、經絡穴道與器官透過血管達到共振，印證古代醫學（中醫、藏醫、印度醫學、印加醫學等）的經驗法則，彌補目前現代醫學在理論上或臨床治療上的盲點。以王唯工博士的血液循環共振理論審視疾病，不僅突破醫學的迷思與困境，同時解開人體的真正病因與病症，讓健康獲得更好的保障。

2.血管彈性疲乏：

在王唯工博士共振理論的一環中，高血壓現象來自心臟、經絡穴道及各器官的共振失調，因為心臟必須增強收縮「馬力」，才能彌補器官供血不足的問題。當心臟持續加壓輸送血液，久而久之，血管逐漸浮現彈性疲乏的問題，更加重血壓的攀升。

3.血管壁阻塞：

當血管收縮的共振不協調，導致血流速度減慢；或血液中的膽固醇、三酸甘油脂、血糖、尿酸等雜質增加，使得血液粘稠；或血液中血球的粘稠度增加等因素，都會造成人體的血管壁增厚及阻塞，衍生「血液循環不良」的問題。

4.血球不正常：

血液中的血球是否正常，也會影響血液循環的狀況，例如缺鐵、缺維生素B_{12}、缺葉酸或「地中海貧血」…等因素，都會造成紅血球變形，降低攜帶氧氣的能力。經由「專業一滴血」超高倍（35,000倍以上）生物顯微檢查，可以發現紅血球的活動力及粘稠集結的狀況（圖1a、圖1b）。

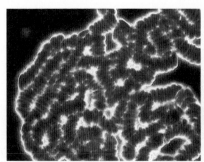 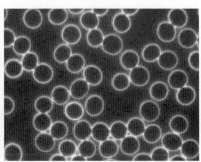

紅血球聚集重疊（表面積不足）（圖1a）　正常紅血球（圖1b）

（全書內文圖請參考彩圖，下同。）

　　以上種種影響血液循環的因素，將影響人體器官細胞之間，氧及二氧化碳的交換，以及營養素與酵素的供給及代謝。任何一種或多種因素出現不正常時，便產生不良的血液循環，心臟為了克服這狀況而增加壓力，勢必衍生「高血壓」的現象。

　　當「血液循環」這個運輸系統癱瘓時，氧氣、酵素、荷爾蒙及營養物質，無法運送到心、腦及其他器官細胞；而二氧化碳及代謝後的「毒素」廢物，也滯留在器官細胞內無法輸送出去。當人體的器官細胞，陷入二氧化碳與「毒素」廢物之中，處於缺氧、缺酵素、缺營養的惡劣環境，器官細胞的功能怎能不衰退、不提早老化？身體的免疫力怎能不減弱？就算「癌變」也不足為奇！

動脈病變是隱形殺手

　　嚴格來說，在血液循環問題中，真正危及生命的是動脈血管病變。年復一年，體內血液日益混濁、黏稠，有如汽車的黑機油，於是動脈血管壁上開始形成泥漿般或粥狀的沉積物，稱為動脈斑塊或動脈粥狀化病變。「動脈粥狀」源自希臘語 porridge（粥），它不是發生

在身體局部，而是全面性地入侵動脈血管，只是嚴重程度各有不同。

當血液比正常的血液濃稠，並含有凝集斑塊的結晶，血管將逐漸增厚而失去彈性，形成動脈硬化症，造成血管狹窄甚至出現阻塞，阻斷血液的流動。

假如血管阻塞發生在供給心臟氧氣的冠狀動脈，心肌將缺氧而停止跳動，這就是俗稱心臟病的「心肌梗塞」。假如血管的阻塞發生在大腦動脈，造成部分大腦細胞缺氧死亡，這就是腦梗塞，或稱「缺血性腦中風」。有時候引發腦中風的並非血管阻塞，而是動脈破裂，這種就是腦溢血，或稱「出血性腦中風」。

動脈硬化、動脈粥狀硬化和血栓都會引起血管阻塞，導致人體血液循環不良而造成器官組織缺氧。當人體器官細胞嚴重缺氧時，心臟將自動增強收縮壓力來輸送血液，以提高人體器官細胞的供血量與供氧量，排除器官細胞的嚴重缺氧問題，恢復器官的功能與作用。然而，人體整個血液循環系統卻陷入「惡性循環」之中，血壓越發升高，倍增動脈血管硬化與阻塞、血栓症、心絞痛、心肌梗塞、中風，甚至猝死的機率。

猝死前的心血管病變

心臟位於胸腔中央偏左，是一個如拳頭般大小的中空器官，區分成左右兩個部分，左右又各自隔成上方心房和下方心室。心房匯聚靜脈流入的血液，心室則射出血液送往動脈，為了維持血液單向流動，心室的進出口處都有瓣膜，防止血液逆流。

心臟血管疾病通常缺乏單一、明顯的症狀，唯有多種症狀同時顯現時，才能獲得較肯定的診斷。這些「無症狀」的心臟疾病，

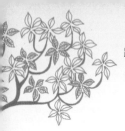

不僅常規身體健康檢查無法早期發現，甚至進入心臟疾症晚期仍難以察覺，因此容易受到忽視或誤診，造成掌控與防治的困難。這是令心臟科專家及人們深感無奈、恐懼的不定時炸彈，也是醫學界有待努力突破的課題與責任，更是本書探討的重點與目的。

根據美國佛萊明罕心臟中心研究發現，「猝死」大多突發於半夜至早上的10點之間。其中，50%猝死男性好發於45歲左右，64%「猝死」女性則多發生在60歲以上，而且突發猝死前，多數都沒有冠狀動脈心臟病的臨床症狀或心電圖不正常病史。其實，在引發「猝死」之前，心血管通常早已產生某些病變：

1.冠狀動脈粥狀硬化：

這是一種無聲無息的漸進性病變，當惡化到某個程度就引發猝死。高血壓、高血糖和高膽固醇等症狀，導致動脈壁的內皮細胞受損，並造成膽固醇及脂肪堆積。一旦血管內皮細胞損傷，開始分泌激素促使纖維細胞增生，同時負責修復的血小板也黏附聚集，如此長期日積月累，動脈將產生粥狀硬化，並發生狹窄或阻塞的狀況，繼而引起心肌缺氧、心絞痛等症狀。然而，當動脈突發嚴重堵塞而缺氧時，可能在毫無預警症狀下，使心臟突然停止跳動而猝死。

2.心肌病變：

當心肌缺乏足夠的血液與氧氣，產生一種胸部緊縮或壓迫感，即是造成絞痛性心肌缺氧現象的「心絞痛」。然而，疼痛或不適感因人而異，某些患者在心肌嚴重缺氧時，可能始終沒有胸痛發生──稱為「隱性心肌缺氧」，有如難以捉摸的隱形殺手。

▲心絞痛：心絞痛分為傳統性（穩定性）心絞痛，和不穩定性心絞痛兩種，不穩定性心絞痛比較危險，因為會發展成高危險的

心肌梗塞或猝死。由於胸痛，在冠狀動脈心臟病是常見卻不明顯的症狀，因此極易受到忽略。通常，中年人的心絞痛，好發於前胸，產生劇痛時間較長；老年人則好發於頸部、心窩、左側或右側前胸等，強度較弱、時間較短。

▲無痛性心肌缺氧：所謂「無痛性心肌缺氧」，即是透過醫學儀器檢查，測定左心室功能、血流量、電位的狀態或新陳代謝，可以顯示心肌細胞缺氧導致心血管功能損傷，然而人體卻沒有任何不舒服的跡象。這是當前最危險的「猝死」殺手，也是我們最應該重視的。

▲心肌梗塞：心肌梗塞的主要症狀是胸痛，但老年病患只有30%會顯現典型胸痛。另外常見的症狀為呼吸困難、喘不過氣及冒冷汗，偶爾會出現心悸、意識不清，暈闕、甚至中風或猝死，因此難以單一症狀來診斷心肌梗塞。

引發猝死的首要元兇

心肌梗塞經常造成猝死，根據統計，美國每年死於心肌梗塞大約有50萬人，約有15至20萬人死於急性心肌梗塞。65歲以上的美國人，80%死於心臟病，其中以心肌梗塞的比例最高。此外，發現罹患心絞痛的中年人，十年之內，約有50%會引發心肌梗塞。

目前，急性心肌梗塞已可進行緊急支架的擴張手術，若能在發病12小時內進行心導管手術，可有效減少心肌梗塞造成猝死。然而，緊急救命手術後，需積極預防「再狹窄」或「再梗塞」。

近十年來，隨著冠狀動脈支架手術的技術進步，絕大部分冠狀動脈阻塞都採用支架撐開而不必開刀。支架是一細小金屬管，以極精密的鐳射切割成網狀管，包覆在氣球外，放置到適當位置後，在

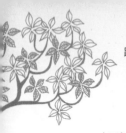

氣球內加壓促使支架撐開，改善血管狹窄或梗塞。

　　然而，2007年，最具權威的《新英格蘭醫學雜誌》曾經發表「支架手術並不能延長冠心病人的壽命」。這提醒人們注意，如果不能有效控制高血壓、高血脂或糖尿病及抽煙的問題，最好的支架手術也是枉然！

心血管預防檢查

　　預防勝於治療，這些可能引發猝死的心血管疾病，可以透過正規主流檢查與另類生物訊息檢測，可以提早發現、提早預防。

1.正規檢查：

　　▲運動心電圖：在接受運動心電圖或24小時心電圖追蹤檢查時，如果發現缺氧的現象，再以更精確的核子醫學檢查。儘管，有些專家認為「假陽性率」（即檢查結果有問題，但實際上沒病）偏高，但是安全性高的運動心電圖，依然比較實用。

　　▲心導管攝影檢查，或心臟核子醫學診斷檢查：在確定冠狀動脈心臟病的病變上，心導管檢查具有無可取代的功能，但這項檢查的危險性較高，並不是每一個冠狀動脈病人都必須接受檢查，除非已經準備手術。

2.另類檢測：

　　▲高分倍生物顯微檢查（俗稱一滴血）：採用3萬倍左右的生物顯微鏡，可直接檢測出膽固醇（圖2）、血小板（圖3）、斑塊的結晶大小（圖4）、心肌缺氧訊息（圖5），並可顯示紅血球的粘黏聚集狀（圖1a），引發攜氧功能的不足。

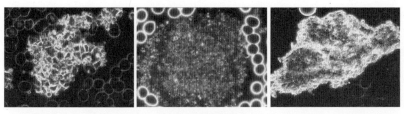

膽固醇結晶（圖2）　　　血小板凝集（圖3）　　　斑塊結晶（圖4）

▲紅外線熱感掃描器——MTD：當心肌供血不足，即顯現低溫圖形（圖5），熱感成像可以提供早期心肌缺氧的預警訊息。

無聲無息的猝死殺手

美國每年約有15至20萬發生猝死，其中1/5「猝死」前，則完全沒有任何心臟病史，但死後解剖，卻發現心臟都有病變問題。

事實上，臨床上存在許多「假陰性」，即心臟血管電腦斷層檢查（CT），以及運動或24小時心電圖檢查都正常（陰性），但是透過「熱感成像MTD」及「專業一滴血」檢查，卻顯現「心肌缺氧」的訊息，甚至頸總動脈超音波檢查，也顯示血流量減少及血流速緩慢。

這一類完全沒有任何心血管病史，沒有臨床症狀，而且透過主流心臟專科的所有儀器，任何檢查都屬於正常範圍。然而，這些在正規檢查下屬於健康的「假陰性」案例，常常未經心電圖異常及胸痛的階段，就直接突發心肌梗塞而「猝死」。

以多年的「綠能整合醫學」臨床經驗，我們發現當人體內的血液呈現紅血球聚集粘黏時（圖1a），將減弱「紅血球與氧氣」結合的功能，引發人體全身性的「缺氧」，勢必也造成心肌缺氧。由於這種心肌缺氧並非動脈血管阻塞引起，任何心電圖也無法呈現，而

且通常無症狀出現，以致經常被醫生與大家所忽略。

　　通常，在運動心電圖顯示不正常報告之前，大約半年到一年左右，如果採用另類醫學的檢查如紅外線熱感掃描器圖（圖5），或透過一滴血訊息檢查，都會出現「心臟缺氧」的訊息（圖6）。

　　這印證了以上紅血球粘黏聚集等訊息，的確顯示「心肌缺氧」的「另類」警訊，而心肌缺氧才是最可怕的隱形殺手，這些「另類生物訊息檢測的警訊」，值得大家與醫界的高度重視！

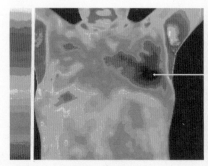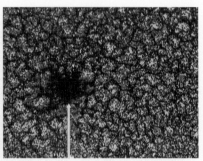

心肌缺氧訊息（MTD）（圖5）　　心臟缺氧訊息（專業一滴血）（圖6）

猝死前的腦血管病變

　　腦部血液主要由頸總動脈和椎基底動脈供應：頸總動脈分流成前腦血管和後腦血管循環系統，血液主要供應大腦細胞，而椎基底動脈則負責腦幹、小腦及視丘的供血、供氧。

　　腦血管病變通常對身體帶來莫大的傷害，大致可以分成暫時性腦缺血與腦中風兩大類：

1.暫時性腦缺血：

暫時性腦缺血（Transient ischemia attacks, TIA），是頸內動脈或椎基底動脈，發生暫時性血液供應不足，突然引發幾分鐘至幾小時的大腦神經系統異常，大腦神經系統症狀，依據損傷血管系統而異。

▲頸內動脈系統暫時性缺血：同側肢體無力、感覺障礙、短暫失語等。

▲椎基底動脈系統暫時性缺血：同側或另一側肢體無力，甚至全癱；單肢或多肢的麻木、感覺減退、共濟失調、吞咽或發音困難。

2.腦中風：

腦中風是腦內突然出血或缺血，使腦部受到傷害、壓迫，引發身體部位暫時或永久失去功能，例如癱瘓、語言障礙、大小便失禁等。

▲缺血性腦中風：多半起因於頸總動脈及椎基底動脈的粥狀斑塊阻塞，或血栓脫落引起大腦動脈的栓塞或梗塞。

▲出血性腦中風：當大腦動脈血管的粥狀硬化，形成粥狀動脈瘤，再加上危險因子促發血管瘤破裂，引發顱內出血而危及生命，是造成猝死的重要原因之一。

一般而言，出血性腦中風又包括**腦內出血和蛛網膜下腔出血**（SAH），年齡是最主要的危險因子，因為兩者的發病率都會隨著年齡而增加。腦內出血是頸總動脈粥狀斑塊病變，或是服用「抗凝血劑Aspirin」的副作用造成，每年約引起5%的中風，是老年人腦出血的最重要危險因子，男性腦出血又較女性為多。而蛛網膜下腔出血（SAH）主要是動脈瘤破裂造成，經常引發猝死或變成植物人。

通常，病發時的活動或作息情況也可列為參考：例如腦梗塞多

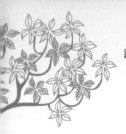

發生在早上起床時，腦出血則多半發生於激烈活動當中。在各項檢查中，電腦斷層掃描及核磁造影血管攝影，則是最精確的定位檢查。

不可輕忽的預警先兆

暫時性腦缺血幾乎不留後遺症，發作及症狀的持續時間都非常短暫，多在12小時內完全恢復正常，最長不會超過24小時。因此，大部分患者和家屬認為暫時性腦缺血不需治療，是一種能自癒的疾病，往往忽視它的危險性，而造成不可彌補的嚴重後果。

1.來自TIA的預警信息：

約30%完全性腦中風患者，曾經先發生過暫時性腦缺血病症，而約1/3的暫時性腦缺血患者，遲早會再引發更嚴重的完全性腦中風。事實上，暫時性腦缺血不僅是缺血性腦中風的危險因子，更是中風、腦溢血、心肌梗塞，甚至猝死的預警前兆，我們應重視TIA的預警與治療，不可掉以輕心！

▲腦中風：位居美國及國內的第三大死亡率，全美國每年約有50萬人，因腦中風而失去正常的生活能力。腦中風往往沒有明顯徵兆，然而，20%的TIA病人在一個月內發生腦中風，其餘1/3於數月至五年之內引發腦中風。所以出現TIA病症是腦中風的可靠警訊，期間更是預防中風的重要黃金時刻。

▲心肌梗塞：出現TIA症狀的病人，經由長期追蹤，發現死於心肌梗塞的機率是常人的2.5倍。研究發現，TIA病人的冠狀動脈粥狀硬化程度，比心絞痛病人更為嚴重，由此證明，動脈血管粥狀硬化是全身性，絕不是某一個點或某一段而已。

2.TIA的診斷：

除了詳細的神經系統檢查外，包括電腦斷層掃描、核磁造影血管攝影、腦部核子醫學或腦波檢查，此外，心臟超音波和頸動脈血管杜卜勒超音波更是重要檢查專案。倘若懷疑心臟功能有異，需加做24小時心電圖及運動心電圖。

在此建議：TIA病人應該增加「高分倍專業一滴血檢測」，檢測血液中的腦缺氧預警訊息（圖7），以及大體積的膽固醇、血小板等雜質結晶訊息，這都是TIA或其他心、腦血管疾病，甚至猝死的最早期、最關鍵的預警訊息。血液中，只要有幾塊這種大結晶，即使濃度不高，也可能引起腦血管栓塞，導致發生TIA（圖8）。

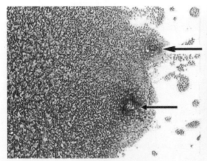 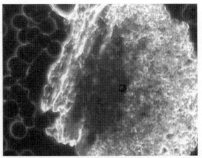

腦部缺氧訊息（圖7）　　　　　大體積結晶（圖8）

真實案例：

罹患家族性高血壓二十年的台商廖先生，38歲時突然腦溢血中風，經過上海一流醫院搶救，在病情穩定後10天，坐著輪椅、帶著CT片子到醫療中心。CT片子顯示血塊在右後腦部，病人的右邊身軀活動自如卻失去痛覺，左邊則全部癱瘓卻仍有知覺。經過一個療程

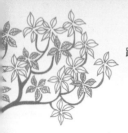

（10天）的治療後，他不僅可以起身慢跑，當他再回原來的一流醫院復查CT，結果顯示：右後腦的血塊消失了（圖9、10、11、12）。

有一天接到廖先生的長途電話，他說有一位好朋友在新加坡中風了，想直接請我們治療。這個好朋友姓賴，今年46歲，沒有高血壓病史，但因應酬常常喝酒。四天前到新加坡洽商，剛進酒店放下行李，就昏倒在房間門口，還好服務生尚未離開，馬上送他到新加坡醫院急救，住院三天後病情回穩，希望直接到上海來治療。

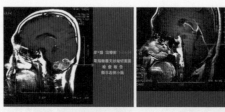

治療前（圖9）　　　　治療後（圖10）

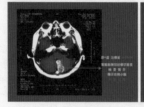 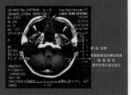

治療前（圖11）　　　　治療後（圖12）

檢查發現有心肌供血不良、缺氧、脂肪肝等狀況，左側手腳運動遲鈍、無力，血壓146／98毫米汞柱。然而以「綠能整合療法」治療十天後，血壓維持在128／86毫米汞柱上下，左側手腳恢復功能。

賴先生很滿意治療效果，有說有笑。他半開玩笑地說，上次廖先生和他們幾個「死黨」拚酒，結果拚到腦溢血，大夥兒都嚇了一

大跳,沒想到治好後,廖先生的酒量變得更好,現在喝四、五瓶啤酒都不醉,反而輪到他掛了(中風)。

我們一聽很不以為然,怎麼有人拚酒拚成腦中風的,當場把他訓了一頓。儘管我們有點生氣,心中卻也感到安慰,畢竟最令醫生感到驕傲、興奮的,不是報酬的多寡,而是病人恢復健康後滿懷感謝與肯定,這才是我們默默從事能量醫學的最大鼓舞。

猝死前的周邊血管病變

周邊血管的疾病,包括主動脈及所有周邊的動脈和靜脈系統,人體各器官組織,大如肝臟、小至毛孔內的汗腺及毛都有血管分布。

動脈病變

在動脈病變中,主動脈病變是極嚴重的致命疾病,主要有主動脈剝離及主動脈瘤,也是引發猝死的殺手之一。

1.主動脈瘤:

主動脈瘤80%以上的原因是高血壓及血管硬化;或因第三期梅毒侵犯了主動脈壁;或是先天性畸形及後天的胸部挫傷。通常,65歲以上的心血管疾病大都是動脈硬化所引起。

2.主動脈剝離:

主動脈剝離比主動脈瘤還要危險與嚴重。當主動脈過度伸展或產生動脈瘤病變,突然引發血管內膜輕度撕裂,血液滲入主動脈壁的夾層,導致突發的尖銳疼痛。當然,臨床上也有少數沒有任何症狀即大出血而「猝死」。

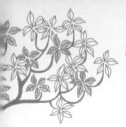

靜脈病變

　　人體的靜脈系統，缺少心臟的壓縮力推進，又受到地心引力的影響，所以血液必須依靠其他的推動力量，才能回流心臟。運動時肌肉收縮，形成類似唧筒的抽吸力量，可以促使血液回流。而靜脈內的瓣膜，也會產生類似活塞的功能，使靜脈的血液向心臟流動而上。

　　在靜脈病變中，發生在深部靜脈的栓塞，是容易引起致命危機的猝死殺手。

1.深部靜脈栓塞：

　　引起靜脈通道「栓塞」的因素，如高血粘度、血管壁受傷，以及靜脈血流緩慢，由於好發於深部靜脈，所以稱之為「深部靜脈栓塞」（Deep Vein Thrombosis，簡稱DVT）。DVT的高危險群主要是：長期臥床、惡性腫瘤、靜脈曲張、肥胖、心臟衰竭、下肢骨科手術或腹部手術等引起，此病變雖不會直接威脅到生命，但假如血栓脫落並流到肺部，引起「肺動脈栓塞」而致命或猝死。美國每年平均有15萬60歲以上的老人，因DVT的併發症——肺動脈栓塞而猝死。

2.蜂窩組織股靜脈腫：

　　是DVT最嚴重的一種，位於股靜脈以上的深層靜脈，發生嚴重阻塞，猝死於肺栓塞的危險率非常高。透過手術，在下腔靜脈放置一傘形金屬片過濾血液，可以防止血栓回流至心、肺，引發心肌梗塞或肺栓塞的猝死。然而，阻塞以下的下肢，目前沒有理想的治療方法，最後可能需要截肢。如果配合採用「綠能整合醫學療法」，應可預防DVT再復發，並避免截肢手術。

真實案例：

2004年底，一位陳先生經「波動訊息能量檢測」，發現心肌缺氧、肝腫大、脂肪肝的訊息，因此建議陳先生，最好做更深入詳細的健康檢查。他說自己患脂肪肝已經好多年了，半個月前才剛剛做了心電圖等檢查，所有報告都顯示完全正常，他的家庭醫生建議：多運動、飲食儘量清淡些就可以了。於是，我們只能詳細地向他解說「波動訊息能量整合醫學」的原理及功效，並一再叮嚀要注意這種不正常的「心肌缺氧」訊息。

大約過了五個多月，陳先生一位朋友來看診，順口談起了陳先生，說他沒聽我們的建議，進行心臟和肝臟方面更深入的檢查，然而，兩個月前的某一天，陳先生到上海朋友家做客，突然暈倒在餐桌上，趕緊送往上海某大醫院搶救。醫生診斷為「主動脈血管剝離及心肌梗塞缺氧」，經過7個小時的緊急手術，才挽回生命。

但是他恢復的狀況不太理想，經常感到胸悶暈眩，想來我們中心診治，卻礙於當初沒聽勸告，現在也不好意思過來。治病救人是醫生的天職，如果因此耽誤病情，悔恨都無濟於事了，於是我們請他的朋友轉告，建議他最好儘快前來看診。

第二天，陳先生前來診治，經過再次「波動訊息能量檢測」，仍是同樣結果：心肌缺氧、脂肪肝、肝肥大（167×78×63mm³）；另外血液、腦部及兩側頸動脈做了整套能量檢查，結果顯示：高血脂粘度、大體積的雜質結晶、紅血球嚴重集結、頸動脈血流速度低、血流量不足，心電圖顯示竇性心律過緩（圖表13、15）。

陳先生相當緊張且疑惑地問，不是已經動過了手術，怎麼還是這樣？其實開刀僅僅針對出大問題的那一條血管的某一段而已。人

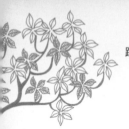

體中有如此多條血管，每一條血管又有一定的長度，手術只是治療嚴重的那一條的那一點，這並不代表其他血管是正常的。心、腦血管的病變是全面性的，只是有的部分比較嚴重，有的部分相對輕微罷了。

陳先生經過一個療程（10次）治療之後，再做整套檢查，結果顯示：肝肥大較為改善（144×70×62 mm³）；心電圖恢復正常，頸總動脈血流量及速度恢復正常（如圖表14、16），紅血球活力增強，血液粘結度下降；暈眩症狀不再發生，也不再胸悶了。陳先生開始恢復正常上班，還時常搭飛機到國內外出差。

		治療前		治療後	
1）	心電圖	竇性心律過緩		大致正常	
2）	a）肝臟肥大	167X78X63mm³		144X70X52mm³	
	b）肝門靜脈流速	10cm/s	14.3cm/s		
3）	頸總動脈				
		右	左	右	左
	a）血流速	78.2cm/s	78.9cm/s	139.9cm/s	132.3cm/s
	b）血流量	1.27L/mm	1.38L/mm	2.43L/mm	3.08L/mm

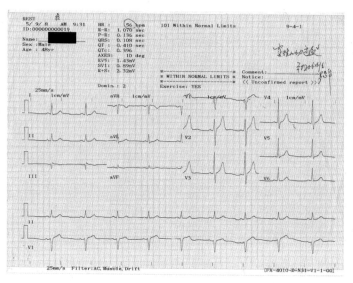

治療前（圖13）

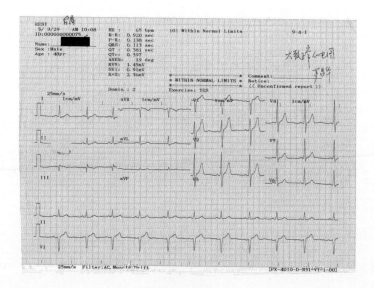

治療後（圖14）

上海国宾医疗中心
超声报告单

超 声 号： 10495
卡　号： 20074384

姓名： 陈■汉　性别： 男　年龄： 48　　通讯地址：＿＿＿＿＿＿＿＿＿
临床诊断：＿＿＿＿＿＿＿＿＿　　检查部位：肝脏;胆囊;胰腺;前列腺;颈动脉
图像质量：＿＿＿＿＿体形：＿＿＿＿　联系电话：＿＿＿＿＿＿＿＿＿
存图：＿＿＿＿仪器型号：＿＿＿＿＿　频率：＿＿＿＿＿＿＿＿＿＿

超 声 检 查 结 果

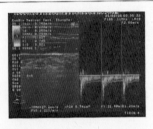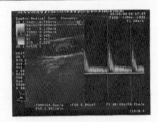

颈总动脉内径：右侧8.1mm，内膜中层厚0.9mm　　左侧8.2mm，内膜中层厚0.9mm

峰值流速Vmas：	78.2cm/s	78.9cm/s
最低流速Vmin：	20.0cm/s	14.9cm/s
Vd：	20.0cm/s	14.9cm/s
TAMAX：	29.3cm/s	26.0cm/s
搏动指数PI：	1.987	2.458
阻力指数RI：	0.745	0.811
S/D：	3.921	5.280
血流量FVO：	1.21L/MIN	1.38L/MIN

颈总动脉内未见明显的斑块显示。

肝脏：肝右叶斜径167mm，左叶上下径 78mm，前后径 63mm，门静脉内径 13mm，门静脉血流速度10cm/s 肝区光点细密，肝区回声分布尚均匀，血管纹理尚清晰 。

胆囊：胆囊大小形态正常，充盈良好，囊壁光整，未见异常回声。

胰腺：胰腺形态大小正常，内部回声分布均匀，主胰管无扩张。

前列腺：上下径 51mm，左右径 47mm，前后径 36mm，内部回声稍低，内见 3×6 mm增强回声。

超声提示：

1. 双侧颈总动脉内血流峰值流速正常，血流量少。
2. 双侧颈总动脉内未见斑块形成。
3. 肝大，脂肪肝（随访）
4. 前列腺增生伴钙化灶，请结合临床（随访）
5. 胆囊、胰未见明显异常

诊断医师：吴友元　　签名：
日期： 2005-9-8　9:42:25

本报告仅供临床医生参考

治療前（圖15）

上海国宾医疗中心
超声报告单

超声号：10495
卡　号：20074384

姓名：陈█义　　性别：　男　年龄：48　　通讯地址：

临床诊断：　　　　　　　　　　　　检查部位：肝脏；胆囊；前列腺；颈动脉

图像质量：　　　　　　体形：　　　　联系电话：

存图：　　仪器型号：Logiq400　　　频率：

超 声 检 查 结 果

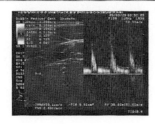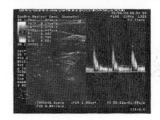

颈总动脉内径：右侧8.2mm，内膜中层厚0.9mm		左侧8.2mm，内膜中层厚0.9mm
峰值流速Vmas:	139.9cm/s	132.3cm/s
最低流速Vmin:	30.4cm/s	27.1cm/s
Vd:	30.4cm/s	27.1cm/s
TAMAX:	51.5cm/s	44.7cm/s
搏动指数PI:	2.127	2.352
阻力指数RI:	0.783	0.795
S/D:	4.607	4.881
血流量FVO:	2.43L/MIN	3.08L/MIN

颈总动脉内未见明显的斑块显示。

肝脏：肝右叶斜径144mm，左叶上下径 70mm，前后径 52mm，门静脉内径 11mm，门静脉血流速度14.3cm/s，肝区光点细密，肝区回声分布尚均匀，血管纹理尚清晰。

胆囊：胆囊大小形态正常，充盈良好，囊壁光整，未见异常回声。

前列腺：上下径 44mm，左右径 38mm，前后径32mm，内可见 4×6 mm增强光团。

超声提示：

1. 双侧颈总动脉内血流峰值流速正常，血流量正常。

2. 双侧颈总动脉内未见斑块形成。

3. 肝大，脂肪肝(随访)

4. 胆囊未见明显异常

5. 前列腺钙化灶。

诊断医师：吴友元　　签名：

日期：2005-9-29 9:58:44

本报告仅供临床医生参考

治療後（圖16）

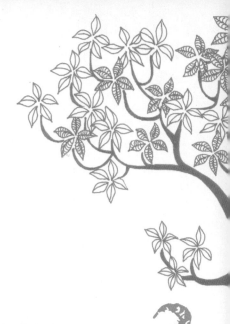

猝死的救星

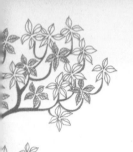

紅色的母親之河

從前，人們對血管漠不關心，是認為血管只是毫無生命力的被動管道。現在，人們已經認識到，血管遠比所想像的重要，是人體賴以存活的母親之河。血管裡流動著千億萬個紅血球細胞所組成的血液，透過縮放自如的管徑大小，血管分秒調控著這生命之泉源，掌管人體各器官的血液流量及血流速，就像身體的其他器官一樣，具有生命活力的動態組織，進行著關乎生命的重要功能。

動脈血管的彈性

血管可以分成動脈、靜脈、微血管三種，動脈將血液從心臟帶到各器官，靜脈將血液從各器官帶回心臟，微血管則是連接動脈與靜脈。其中最容易造成致命性病變的動脈，分成大、小動脈，小動脈透過收縮減少血流量、舒張增加血流量的調控方式，引導血液流往需要的器官組織；大動脈血管本身不太能夠收縮或舒張，只能隨著心臟的跳動而擴張，當心臟處在兩次心跳之間的舒張期，大動脈血管壁就會反彈一下，給血液一個外加的向前推動力。

大動脈血管必須保有柔韌與彈性，才能進行擴張與反彈，與心臟保持一致的節奏共振動能。然而，不健康的飲食、吸煙、遺傳、老化、和久坐不動等因素，讓大動脈血管的彈性與柔韌受到破壞，因此血管變得僵硬，正如在塑膠水管裡灌進泥巴，成為硬化的「鉛管」一般。90%的高血壓現象，都是由於動脈血管失去共振彈性，或血管內壁增厚而不能鬆弛所致。

當血管變得僵硬之後，難以配合心跳的共振能量波動，因此心臟必須以更大的收縮力量，才能將血液泵入僵硬的動脈血管中；當

心臟收縮力量的增加，便出現高血壓現象與症狀——高血壓的主因之一。

當動脈血管內壁，因血脂、血糖等雜質沉積而增厚，血管內徑變小、血流難以通過，導致人體器官細胞的缺血與缺氧。在這缺氧情況下，心臟不得不更加用力收縮泵血，因此造成血管內壓力升高——高血壓的主因之二。

硬化的動脈血管，就像吹厚氣球一樣，需要更大的力量才能使之擴張。當厚壁的氣球一旦膨脹，球壁即失去彈性而不容易彈回原狀；相同的道理，血壓一旦長期升高，即因血管壁失去彈性而難以恢復正常——多年高血壓難以恢復正常的主因。

然而，在臨床上，有些人血壓不太高，卻發生中風、心肌梗塞，甚至猝死；有些血壓很高的人，反而安然無恙。其實血壓高低並不是絕對重要，應該關注的是「體內動脈血管的血流量與血流速，以及是否出現狹窄、阻塞」，才能真正顯示動脈血管鬆弛功能的程度。

「血壓高低」只是參考值，並不是心、腦血管病變的絕對值。只要血管壁尚未增厚或阻塞，還能鬆弛自如時，都是高血壓的治療黃金期。

血管內的內皮細胞

從外表來看，血管周圍包附著一層網狀組織，就像血管壁上環繞著無數線圈；然而，從血管內部則完全不同，是由光滑的內皮組織所構成，有如水管裡襯著光滑表面。

內皮組織可以促進血液的流動性，覆蓋在長約10萬英哩的血管內，約有八個網球場面積的大小，令人更難以置信的是，如果將人

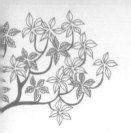

體內所有內皮細胞堆放在一起，其重量約與肝臟相等。因此，目前血管內皮組織被認為是「**人體內維持生命所必需的最大器官**」。

過去千百年來，醫學界「盲目」地認為，血管內皮組織只是一層介於血液和血管平滑肌之間的簡單屏障，是毫無生命力與功能性的「**死皮**」。然而，這層「死皮」已經陸續造就出十多位諾貝爾獎得主，因為近年來科學家發現血管內皮組織，不只是一片無生命的「**牆紙**」而已，還充當著血管壁的「**選擇性篩檢程式**」，決定哪些物質可以通過、哪些物質不可以通過。

1945年發現青黴素，而於1966年膺獲諾貝爾獎的霍華德·沃爾特·弗洛里勳爵（Lord Howard Walter Florey），就曾預言「**血管內皮細胞不只是一層帶核的玻璃紙**」，並提到「內皮的通透性，對闡明動脈粥狀硬化發生的初始階段，具有重要意義」。

其實，弗洛里的這些評論，具有預言性的高瞻遠矚，因為內皮是血管的最內層，作為血液與管壁之間的接觸介面，對於血流量與供氧量具有莫大影響力。現在，人們已經清楚知道，血管內皮細胞的作用在於調控血液流動，而且內皮更是一個動態的「**生命之泉源**」，能自行產生無數維持血管健康的物質「**NO**」（一氧化氮）──**天然的心臟藥物**。

「NO」是100%的自然產物，正常健康的每一條血管內皮細胞，都能夠自行產生「NO」，所以我們的心、腦血管越健康，便能自行產生更多的「NO」，彼此進行良性循環。「NO」的作用既簡單又具多變性，因此許多專家認為：「**血管內皮的壽命，就是人的壽命。**」

諾貝爾獎來自「NO」

心、腦血管醫學的新篇章，從諾貝爾獎創始人諾貝爾爵士的「甘油炸藥」開始。1860年，諾貝爾爵士成功地使含有「NO」的硝化甘油產生爆炸，發明了炸藥而成為巨富，因此才成立了諾貝爾獎基金，簡單的說，諾貝爾獎就是來自「NO」。

當代醫生知道以小劑量的硝化甘油緩解心絞痛，卻不清楚硝化甘油的作用機轉。1896年死於心臟病的諾貝爾爵士，晚年罹患心絞痛時，就是依靠自己發明的硝化甘油炸藥來緩解疼痛，他在寫給好朋友的信中提到：「把炸藥的硝化甘油改稱三氮化合物，以免『炸藥治心臟病』嚇壞醫學專家和大眾。」

自古以來，醫學經常先透過臨床經驗發現新療法，之後才瞭解其作用機轉，因為醫學是實用科學，如果什麼都要等清楚明白才治療病症，可能要「冤死」不少人。後來，科學家研究發現，小劑量的硝化甘油可以鬆弛血管肌肉，促使血管擴張，因而緩解缺乏氧氣和營養物質所引起的心絞痛與心肌梗塞。

「NO」傳遞「鬆弛血管」的訊息

1970年，費里德・穆拉得（Ferid Murad）博士揭開了硝化甘油作用機轉的祕密。對於「細胞間如何傳遞訊息」深感興趣的穆拉得博士，早期研究發現人體內的「環腺苷酸」（Cyclic GMP），具有將訊息從細胞外帶入細胞內的功能。例如，當腎上腺素在血液中循環時，引發表面細胞產生「環鳥苷酸」（Cyclic AMP），即傳遞腎上腺素訊的「第二信使」，隨後這第二信使廣布在整個血管內皮細胞上，啟動血管內皮細胞的反應作用。這是人體具有「訊息觀醫

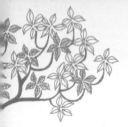

學」的最好佐證！

後來，穆拉得博士發現：「環鳥苷酸」又是「NO」的第二信使。當NO進入人體血管內皮細胞，啟動了「鳥苷酸環化酶」，促使第二信使——環鳥苷酸產生，達到鬆弛血管壁肌肉層細胞的作用，因此提出「硝化甘油能釋放NO，NO又能增強鳥苷酸環化酶的活性，從而引起一系列的良性連鎖反應，促使血管肌肉組織的鬆弛」。

不過，穆拉得博士的這個新發現造成人們的震驚與譁然，因為當時一氧化氮（NO）被認為只是汽車排放廢氣中的毒性污染物，或是雷電在大氣中形成的產物，是人體外環境中一種有害的空氣污染物。

多年以後，穆拉得博士又發現了舉世知名的藍色小藥丸——「威而剛」。「威而剛」即是具有防止環鳥苷酸被破壞，並延長環鳥苷酸發揮「NO」擴張血管的充血作用，因此增加男性陰莖的血流量，而激發其勃起的功能，讓世人「性福」。穆拉得博士曾於2009年初，訪問了臺灣。

「誤打誤撞」得了諾貝爾獎

紐約州立大學布魯克林分院的羅伯特·弗徹戈特博士，曾誤打誤撞觀察到一種令人驚奇的現象：「將血管切成小橫斷面，血管會出現鬆弛現象」。有一天，弗徹戈特博士實驗時，犯了意外地錯誤，將血管切成小橫斷面，而非「正規」的螺旋面，結果血管沒有收縮而是出現鬆弛。

弗徹戈特這個意外的錯誤，在不知不覺中保持了內皮組織的完整性，並讓他發現內皮組織會製造血管鬆弛劑（EDRF），這種鬆

弛劑可將「訊息」傳至血管平滑肌，引起鬆弛作用。

1980年，他以「意外錯誤」研究發表的成果，竟然榮獲諾貝爾獎的肯定，可見「一時的失誤，可能是永遠的真理」。後來，在國際實驗室之間，還引發了一場研究EDRF的時尚熱潮。

EDRF的壽命非常短暫，在血管壁上只能維持幾分之一秒，起初弗徹戈特博士無法鑒定EDRF是什麼物質。直到1986年，弗徹戈特博士和加州大學洛杉磯分院（University of California at Los Angeles）的路易士・伊格納洛（Louis lgnarro）博士，在分別獨立的實驗中，證明EDRF和NO具有同樣特性：使血管擴張且壽命很短，在幾秒鐘內就會衰變而消失。

過去，生物學家們發現了很多不同的介質和化學信使，從一個細胞向另一個細胞傳遞訊息。它們包括：胺類如組織胺、乙醯膽鹼和兒茶酚胺；肽類如緩激肽、血管緊張肽；脂類如前列環素。這些介質和化學信使，在維持心、腦血管的功能中也具有相當重要的作用。

實際上，早在1976年，約翰・文爵士所領導的研究小組，即已分離和發現「前列環素」，它是經由「花生四烯酸」的脂肪酸代謝物所衍生，而且還發現人體的血管壁可以自行產生這種血管擴張劑。「前列環素」與「NO」無異是一對姊妹花，是人體內皮組織抵抗心、腦血管病變的天生自然武器。

至於，發現NO和EDRF的最重大意義在於——人類首次發現，人體組織細胞以「氣體」為資訊分子，以及氣體比較容易穿過組織細胞膜。由於這些突破性的發現，多位發現者都受到諾貝爾獎的肯定。

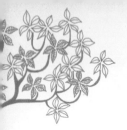

以「NO」獲得諾貝爾獎

　　1998年10月12日，三位美國專家——鮑勃‧弗徹戈特（Bob Furchgott）、路易士‧伊格納洛和費里德‧穆拉得，他們以「NO為心、腦血管系統的資訊分子」的研究，獲得了諾貝爾物理獎和醫學獎。

　　科學界和醫學界的專家們，將這些對血液循環具有關鍵作用的分子，命名為「EDRF」，其意為「血管內皮衍生的鬆弛因子」。後來，他們又發現「NO」是人體自行製造的天生防衛「武器」，保護動脈血管避免內皮細胞受損，並以此預防粥狀斑塊阻塞或粥瘤破裂，使人體免於突發猝死的危險。

　　此外，專家們根據研究發現，食物療法有助於人體血管內皮細胞自製「NO」，可以逆轉及防止心腦血管病變及猝死，將心、腦血管醫學往朝前推進一大步。當時的美國心臟協會主席，瓦倫丁‧富斯特（Valenten Fuster）博士明確地告訴《紐約時報》：「NO」及其功能的發現，是心、腦血管醫學最重要的發現之一。

　　每位心、腦血管醫學領域的專家，對於心臟學會主席的論點表示贊同，而經由約翰‧庫克及其他科學家的研究，「NO」這種重要的資訊分子，不僅在心、腦血管醫學領域受到重視，在許多其他醫學領域中也具有舉足輕重的影響力。早在1992年，《科學》（Science）雜誌就將維持人體心、腦血管健康的「NO」，命名為「年度分子」。

　　「NO」的發現，對心、腦血管醫學具有重大意義，讓我們意識到血管內皮還兼具許多功能，「NO」可以說是人體天生自製的「天賜心臟藥物」！

「NO」如何向猝死說「NO」

三十年前，弗徹戈特博士第一次發現，血管內皮組織可以產生一種有效的血管鬆弛劑。之後，他和以「NO」獲得諾貝爾獎的科學家們，證實人體健康的血管內皮細胞，能釋放自製的「硝化甘油」，而硝化甘油又釋放「NO」進入血管，使心臟與所有血管產生鬆弛，促使更多的血液流到心肌及各器官，以防治心絞痛、心肌梗塞及中風等病狀。

「NO」為血管做了什麼？

「NO」是人體自行製造的硝化甘油，如果心臟病患者的血管能產生足夠的「NO」，就不需依賴外服的心臟病藥物，所以**擁有健康的血管內皮細胞，比服用心臟病的化學藥品更好。**

當人體的血管內皮組織，受到腦部神經的脈衝刺激，以及循環激素和血管供給器官組織血流量的影響時，隨著人體生命節奏的重重精密調控，將自行產生與釋放適當的「NO」，以擴張血管增加血量流。

反之，長期或天天使用類似硝化甘油的化學藥物，人體內所有血管都暴露在大量「NO」的狂吹橫掃之下，經由人造藥物不斷地反應刺激，血管內皮組織受到抑制，無需自行生產「NO」，以免過量。然而，在長期抑制反應之下，血管內皮組織自製「NO」功能也隨之荒廢。

對於心臟病發作的病患，當然可以給予短效硝化甘油，讓病人放在舌下吸收，暫時舒解心肌缺氧的症狀。不過，同時也應改善與治療血管內皮組織的健康，恢復其自行產生「NO」的功能。

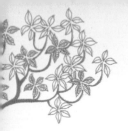

　　國際知名心血管專家及有良心的好醫生一再主張：「不應開長效亞硝酸鹽的處方」，因為長期每天服用這種長效心臟藥物，反而會損害人體自身「NO」的製造與供給能力。這是違反自然法則與天理！

　　不只心臟病藥物，目前許多主流醫學的長期控制治療藥物，都存在這種副作用現象，最後造成器官功能衰退，以致終生不能停藥，或者劑量越服越多。其實，人類天生的自我調節與修復功能，遠比人為的藥物更能維護我們心、腦血管的健康與生命！

人體自然防護機制的消失

　　當人們從食物中吸收脂肪時，經由血液中的脂蛋白攜帶與結合，一起進行「布郎」浮游運動。人體血液中有兩種脂蛋白：一種脂蛋白是有害的，叫做低密度脂蛋白（LDL），當它攜帶過多的膽固醇到血管壁時，即開始引起心、腦血管病變。另一種是有益的脂蛋白，叫做高密度脂蛋白（HDL），它將膽固醇從血管壁上帶出，最後還能排出體外，可減輕心、腦血管病變。

　　其實，膽固醇本身沒有害處，它不僅是生命必需的物質，也是性激素和其他人體合成類固醇的前期物質。但是，當膽固醇被氧化之後，猶如被貼上「反動黑名單」的恐怖分子，開始出現嚴重問題：人體免疫防衛細胞——白血球認定它是「恐怖入侵者」，採取「格殺勿論」的策略。因此，膽固醇沉積與落腳的動脈血管壁就成為「殺戮戰場」！

　　至於，動脈硬化的根源，可以追溯到有害膽固醇沉積及其滲入血管壁的病變；大部分病變的過程，都發生在血管內皮組織細胞上。同時，在血液中循環的浮動膽固醇，一一被網羅在血管內皮組

織下，並在此產生過氧化反應。過氧化後的膽固醇，對於人體來說是個外來異物，人體免疫系統將它當成務必清除、消滅的「恐怖」入侵外來物。

當高膽固醇和其他因素，促使血管內皮組織變得具有黏性時，將破壞血管內皮組織自製「NO」的功能。一旦血管內皮組織自行生產的「NO」減少時，血管內皮細胞就變得像「魔鬼粘」的維可牢，而不像「不沾鍋」的鐵氟龍，增加膽固醇、血小板、血糖、血脂的沉積與粘連，更嚴重破壞血管內皮細胞，並消弱「NO」自製功能。

於是，人體的防衛機制逐步喪失，並步入心、腦血管病變的惡性循環中，直至「猝死」死神的突襲！

動脈硬化斑塊的形成過程

科學家已證實：引起動脈硬化的過程與對抗細菌感染的過程，彼此非常相似。不過，白血球細胞不是與細菌奮戰的對抗感染作用，而是與另一個「外來入侵物」──血管壁上被氧化的膽固醇、血糖、血脂、血小板等雜質作戰並吞噬，最後演變成粥狀硬化斑塊，甚至破裂引發致命的猝死危機。

1.動脈硬化的形成：

血液中的白血球細胞或單核細胞，有如維護治安的警察，不斷地在人體內四處巡邏，搜索和消滅入侵人體的異物。當血管壁上黏附膽固醇、血小板、血糖等雜質，使得內皮組織失去光滑，表面變得像蜂窩狀，白血球細胞開始吞噬、襲擊和消化這些外來異物，並穿越血管內皮組織進入血管壁肌肉層內，「追殺」這些「多餘外來物」──氧化的膽固醇等雜質，因而引起動脈硬化。

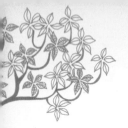

2.血管內脂肪條紋的形成：

　　如果我們繼續食用高脂肪和加工過的食品，讓更多的膽固醇進入血液中，並聚集於血管壁上，白血球細胞也會繼續發揮吞噬與防禦的功能，企圖消滅氧化的膽固醇等雜質。最後，白血球將因吞噬過量的膽固醇、血脂肪而膨脹，變成泡沫樣般的泡沫白血球細胞。

　　這些「吃撐」的泡沫白血球細胞，已經喪失了襲擊和吞噬功能，卻會釋放一種蛋白質的「化學因子」，引誘和吸引更多的「正常」白血球細胞聚集，協助戰鬥與防禦（猶如螞蟻釋放「訊息」招引同伴）。此外，泡沫白血球細胞還會產生一種「超氧陰離子」的自由基團，進一步氧化聚集在血管壁內的膽固醇，同時破壞血管內皮組織的「NO」及其自製功能，使得血管壁受到破壞損傷而顯得粗糙。

　　最後，整個過程變成惡性循環鏈，當人體的心、腦血管，陷入如此的混亂與惡劣的殺戮之中，吞噬過量膽固醇及血脂肪的泡沫白血球細胞，猶如死屍般堆積在動脈血管內，形成黃色脂肪條紋，逐漸影響血管的血流量與血流速。

3.血管內複合斑塊的形成：

　　當動脈血管表面開始堆積脂肪條紋，血液中更多的血小板、泡沫白血球細胞和受損的血管內皮細胞，聚集於此並製造一種「生長因子」，刺激血管平滑肌和纖維母細胞的生長與增厚，在脂肪條紋聚集的血管壁周圍，形成了瘢痕組織的斑塊。

　　這種圓丘狀的瘢痕組織，由液化的膽固醇、鈣化結晶、泡沫死細胞、白血球細胞等所組成，類似於膿腫或是膿包，是一種粥狀複合斑塊。當瘢痕組織越來越大，突出於血管壁的表面時，將阻礙血液的流動。

4.血栓凝塊的形成：

　　粥狀斑塊與膿腫具有許多相似之處，最後都會引起破裂，但是粥狀斑塊於血管內破裂，卻是引發心臟病、腦中風，甚至「猝死」的機轉與主因。當白血球細胞滲入複合斑塊纖維網中，並開始吞食瘢痕組織，受到血壓和血流的衝力，導致這複合硬化斑塊破裂。當斑塊裡的粥狀膿液釋出，再度引起血液中的血小板聚集，並凝結成更大的血栓凝塊。

　　當血栓凝塊堵塞心臟血管時，容易造成冠狀動脈阻塞，導致缺氧的心肌梗塞發生。當硬化斑塊出現在頸總動脈時，若脫落形成血栓凝塊而堵塞腦血管，就會引發腦中風。

5.動脈粥瘤的形成：

　　絕大多數硬化斑塊生長速度很緩慢，但是當微血管內長出硬化斑塊，吸引更多的白血球細胞時，硬化斑塊可能會急速擴大。當硬化斑塊長入動脈腔內，在血流的衝擊力之下，纖維帽狀結構和硬化斑塊受到破壞而破裂，粥狀液釋入硬化斑塊內，而血管內斑塊又被血栓凝結，導致其迅速膨脹擴大。如此惡化的演變，最後形成「動脈粥瘤」，一旦大破裂，即引發腦溢血等致命的病症。

「NO」逆轉心、腦血管病變

　　「NO」的強力血管鬆弛作用，以及相關產物與作用機轉等，曾經讓十多位科學家、醫生，獲得諾貝爾獎，現在「NO」更成為科學家們熱衷研究的救命分子，不斷探究「如何經由天然方法，如營養補充及改變生活方式，增進「NO」的自製功能」。

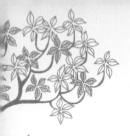

健康的血管皮內組織，能夠自行製造並釋放「NO」，使血管鬆弛、血管內皮表面光滑，以避免膽固醇、血脂肪等雜質的沉澱，並防止白血球細胞黏附於血管壁，抑制血管壁增厚、粥狀硬化形成，以減少血管阻塞與增加血液流量。

當血管內皮細胞不健康時，迫使血管不斷加強收縮，造成血管內壁變厚、變粗，使得膽固醇、血脂肪、血小板及血糖等等雜質沉澱，白血球細胞也更容易黏附。倘若經過長期病變，將導致血栓凝塊或者動脈粥狀硬化的形成，讓心、腦血管陷入更嚴重的「惡性循環鏈」之中。

當罹患心、腦血管疾病或存在病變易發因素時，血管內皮細胞勢必受到損害，因此需要更多的「NO」，以修復與逆轉血管內皮細胞的病變。「NO」是人體最佳的自然血管鬆弛劑，具有自我修復血管的功能機轉，讓心、腦血管病變逆轉「惡性」，進入「良性」的循環鏈，是防治心、腦血管的「自然療法」藥物。

「NO」的自癒功能

在過去，認為人體血管的衰老過程中，動脈硬化斑塊是不可避免的現象；然而，現在已經證實，這種想法是錯誤的，動脈硬化是血管內皮細胞的防禦機制失靈，無法自行產生「NO」所致。事實上，動脈硬化是一個動態的病變過程，可以經由增加致病因素來加速嚴重性，也能透過減少致病因素來制止或逆轉病變。

史丹福大學研究結果發現：硬化斑塊的纖維化表面，看似毫無生命力，其實裡面充滿複雜而具生命力的物質──白血球細胞、膽固醇、血小板等。動脈血管壁內的硬化斑塊，並不是一團無生命的豬油，而是有生命的粥狀泡沫白血球細胞。任何生命物質的存

在，一定能夠受其他物質的影響而改變，因此具有生命力的動脈硬化斑塊，仍然可以改變其形狀和厚度。

經由正確的治療方法，可以恢復血管內皮細胞的健康，自行製造讓血管鬆弛、血管內壁恢復光滑的「NO」，使得血流量及血流速恢復正常。同時，透過影響這些血管內皮細胞膜的行為，防止硬化斑塊的進一步生長，並促使已經存在的硬化斑塊消失與退化。最重要的是，可以使具有生命威脅性的複合硬化斑塊，轉化成比較穩定的纖維硬化斑塊，不易破潰而產生嚴重致命後果。

「NO」除了能縮小硬化斑塊的大小和活動性，還可以恢復血管正常收縮能力，使心臟等重要器官獲得更多的供血及供氧。此外，「NO」及其神奇功能的發現，有助於人們瞭解動脈粥狀硬化以及斑塊，如何在血管內形成與破裂的演變過程；更有助於心、腦血管醫學研究，如何預防與逆轉動脈粥狀硬化的病變。

當血管內皮細胞恢復自行產生「NO」，就可以阻止血管病變的惡化，「NO」不僅是人體防治心、腦血管病變的最佳「自然療法」，更是人體自我防禦與修復的「自癒本能」。

激發人體的自癒本能

這種人體天生具備的「自癒本能」，源於人體的遺傳基因密碼，它以自然宇宙間最簡單的分子形式「NO」——一氧化氮存在。「NO」是一種防治心、腦血管疾病和猝死的天賜良藥，透過細胞與組織之間的複雜反應，向猝死之神說「NO」。每個人的體內都可以自行產生這種物質，最神奇的是，這種天然「特異功能」的增強或減弱，完全取決於我們每個人對它的珍惜程度。

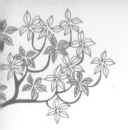

　　許多心、腦血管專家與醫生，試圖以血管擴張藥物，改善血流量與降低血壓，但是臨床實際效果不彰，**反而加重血管內皮細胞的損傷，導致大多數心、腦血管疾病「越治越嚴重」**，最後引發中風或心肌梗塞而猝死。這種現象，在各大小醫院的門診，天天上演。

　　其實，心、腦血管病變不僅影響心臟及大腦中樞而已，透過廣布人體的血管，同時會影響其他器官組織。令人憂心忡忡的是，世界上心、腦血管病變的人口正持續增加，多少健康的人因此癱瘓，多少精英因此殞落，多少家庭因此崩潰，造成無數的悲劇與災難，而你、我同樣可能身陷這樣的危機。

　　如果有一種完全天然、無須藥物的方法，可以促使人體自行產生「NO」——天然血管擴張劑，不但可以有效地改善心、腦血管病變，甚至可以逆轉「猝死」命運的降臨，豈不是最理想的自然療法？

　　然而，許多心臟科專家醫生，至今仍不相信人體的自癒本能，轉而追求人為的藥物與手術。人體具備如此神奇的自我修復能力，醫生應該秉持著天職，盡一切能力與智慧，設法恢復人體產生「NO」的先天功能，並善加利用這種天生的自癒功能，維護心、腦血管和心臟的健康。這是人類醫學相當重要的課題，也是每一位醫生終生探索的目標。

　　在「綠能整合醫學療法」，透過物質、能量、訊息三種自然醫學的整合方法，激發人體血管內皮細胞自我產生「NO」——天生的自癒功能。

「NO」是天然救心良藥

　　健康的血管內皮組織，具有自製天然「心臟藥」——NO的功能，而「NO」具備以下功能：

▲維護血管的柔順和彈性。

▲保持血液在血管中順暢流動，不受阻塞。

▲維持血小板的平穩，防止血小板黏附於血管壁。

▲調節血管內皮細胞內的氧化酶，防止過氧化反應，產生過多氧化自由基，損壞血管內皮組織。

▲抑制血管壁肌肉層細胞的生長，減少血管壁的增厚。

▲延緩斑塊的形成和抑制動脈粥狀硬化。

▲溶解已經形成的粥狀斑塊，促使心、腦血管病變產生逆轉。

「NO」的輔助因子

不管是人體之內，或是攝取的食物中，都可能含有下列這些促使血管內皮細胞自製NO的輔助因子：

1.左旋精氨酸：

從國際學者的研究，發現左旋精氨酸（L-arginine），可以促使其血管內皮組織恢復「NO」的自製能力，恢復血管鬆弛能力、內皮細胞健康，降低血液中的高膽固醇、血小板以及白血球細胞的黏附性，改善血流量及緩解心、腦和周邊血管病變的症狀。同時，也可以改善血管性陽痿患者的性功能（由於陰莖血流量不足而導致陽痿或勃起功能的異常）。

2.前列環素：

「前列環素」（PGI2）與「NO」的功能十分相似，可以鬆弛血管、增加血流、防止血小板聚集，並預防白血球細胞黏附並滲入血管壁內。此外，前列環素還能防止血管肌層細胞的異常增生，導致血管壁增厚。專家研究發現，含豐富ω-3脂肪酸的食物，可促使

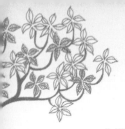

人體產生更多的前列環素。

3.「NOS」：

根據專家研究，發現動脈粥狀硬化以及高血壓患者的動脈血管內，「NOS」（NO合成酶，即血管中合成 NO 的酵素酶）明顯減少。「NOS」是血管自製「NO」的必要元素，濃度過低時，無法將左旋精氨酸轉化成「NO」，而讓左旋精氨酸失去功能與作用。適當有氧運動是增加「NOS」的自然良方，另外研究證明，大豆蛋白和大豆製品中，含有大豆黃素和染料木黃酮的植物性雌激素，能激發血管對「NO」的反應能力，刺激「NOS」增加。所以，心、腦血管疾病者需要進行適當有氧運動，並攝取含有植物性雌激素的大豆製品食物。

4.超氧化物歧化酶：

「超氧化物歧化酶」（superoxide dismutase, SOD）是另一個保護內皮細胞的因子。「SOD」能夠消除人體內的自由基團，減少自由基團對「NO」的破壞，還可以保護血管內皮細胞避免損傷，並能降低粥狀斑塊的沉積，防止動脈血管硬化與阻塞。研究發現，ω-3 脂肪酸食物中含有「SOD」，「適當」的有氧運動也可以促使「SOD」增加。「適當」有氧運動，有助於預防心、腦血管病變的發生，但運動之前，應先檢查血液中膽固醇、血小板等雜質結晶體積的大小，否則運動反而會引發中風、心肌梗塞及猝死。（許多於運動當中如慢跑、打高爾夫，發生「猝死」的案例，其原因在此）

5.胺基酸酵素：

　　▲DHA和EPA——ω-3 脂肪酸：

魚油或海藻中的ω-3脂肪酸，含有 DHA 和 EPA，可以減少脂肪酸的醯基化與血脂蛋白的製造，增加脂肪酸的氧化與清除低密度膽固醇（LDL），降低三酸甘油脂，改善血管內皮組織的健康，防止血液凝固，同時還具有消炎作用。

專家經由動物實驗所證實，多種不飽和脂肪酸中，存在深海魚類的ω-3 及存在草食性動物的ω-6，在人類體內不能相互轉換，其中ω-3 脂肪酸能延長流血時間，防止血小板凝集，減少心、腦血管疾病如腦中風及心肌梗塞的死亡率。海中魚類含有大量的不飽和脂肪酸，長期食用可降低心、腦血管病變的死亡率。

每天食用魚油15公克以上，可以降低 LDL 及升高 HDL（高密度膽固醇），每天如果只吃 6 至 8 公克魚油，對於 LDL 濃度影響不大，僅升高 HDL 濃度。因此專家認為，不必特別補充魚油保健品，只要多吃些富含不飽和脂肪酸ω-3的海中魚類即可。

務必要留心的是，當病人使用阿斯匹林等抗凝血劑時，不可另外補充ω-3脂肪酸，否則加重阿斯匹靈造成腸胃道及腦部出血的副作用。

▲輔酶 Q10

輔酶 Q10（Co-enzyme Q10）是由人體內所產生的一種抗氧化劑，有助於維生素 C 和 E 對超氧陰離子的解毒作用，還可以減少血管壁內膽固醇的過氧化反應。在臨床試驗發現，輔酶 Q10 能夠改善心臟衰竭患者的氣短、呼吸困難等症狀，減少住院的時間。此外，因為抑制素及降膽固醇等藥物，會使人體內輔酶 Q10 明顯降低，所以營養學專家認為，使用抑制素時須補充輔酶 Q10。

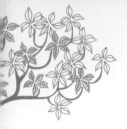

▲左旋肉鹼：

左旋肉鹼（L-carnitine）是一種被修正過的氨基酸，可將脂肪酸帶入細胞內的線粒體，促使人體內脂肪產生能量，有助於逆轉動脈血管病變的狀況。在正常情況下，人體藉由維生素B_6、維生素C、煙酸以及鐵等維生素與微量元素，產生足夠的左旋肉鹼。但是在血流量不足的心臟或腿部肌肉，這種氨基酸勢必供給不足，而缺乏左旋肉鹼時，將導致脂肪酸的堆積。

▲大蒜素：

大蒜的特殊氣味和辣味，來自大蒜素蛋白質，而大蒜素是一種無味的化合物，又稱為蒜氨酸。大蒜素可以增加「NOS」的活性，有助於「清潔動脈」，降低血膽固醇、血壓和激發抗血小板的活性，有益於心臟和血管的健康。專家發現，魚油和大蒜的結合使用，比任何一種單獨使用都更有效。

▲銀杏葉萃取物：

EGb761是一種高度標準化的銀杏葉萃取物，研究發現，可用於治療循環不良和外周動脈疾病（peripheral arterial disease, PAD）引起的腿痛。此外，銀杏葉萃取物還能夠改善阿茲海默氏症患者的精神神經功能。

6.維生素：

▲維生素 B群

維生素 B 群 含 量 不 足 時 ， 將 引 起 四 痙 生 物 蝶 吟（tetrahdrobiopterin, BH4）的不足，降低NOS的活性。維生素B群當中的葉酸，可以增加人體內 BH4 的濃度；此外，維生素B群還可以

降低血液中同型半胱氨酸的濃度。根據研究發現，同型半胱氨酸升高，會引發氧化自由基團的形成，從而破壞血管內的「NO」；也會干擾人體清除 ADMA 的能力，損害血管內皮細胞自製「NO」的功能，不但增加粥狀斑塊的沉積，造成動脈血管粥狀硬化與阻塞，最後引發心、腦血管及全身血管的病變，甚至「猝死」。

▲維生素B6和葉酸：

維生素 B 群中 B_6、B_{12} 和葉酸等，在心、腦血管的健康中，協助某些酶發揮重要作用。研究顯示，服用較多維生素 B 群的女性比服用較少者，心臟病發生率減少一半。人體需要這些維生素B 群，消除具有毒性的危險因子，以及引起心、腦血管病變的同型半胱氨酸。專家發現腎衰竭、肝功能損傷及遺傳性疾病的患者，血液中同型半胱氨酸濃度都很高，並且缺乏 B_6、B_{12} 和葉酸等維生素B群。

▲維生素 C 和 E：

經由研究證明，維生素E和C對血管鬆弛度和增加血流的效應，來自於減少分解「NO」的保護作用。維生素 C 可以改善糖尿病患者血管的內皮依賴性鬆弛度，維生素E可以改善高膽固醇和冠狀動脈疾病患者的血管鬆弛度，而常服用維生素 E 和 C 的人，血小板不易黏著、膽固醇不易氧化，較少發生冠狀動脈疾病。

從前認為，大劑量維生素 C 及 E 可以預防心、腦血管病變，但是近年來，學者專家已不再推薦使用大劑量，因為大劑量抗氧化維生素與抗凝血藥物合用時，反而會引發患者嚴重出血。目前大多數心臟病患者，都流行服用抗血小板藥物的阿斯匹靈，若再服用大劑量抗氧化劑維生素 C 與 E，勢必增加嚴重出血的危險。

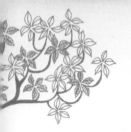

　　根據研究發現，經常吃各種蔬菜水果，可使人體獲得多種均衡的天然抗氧化劑，比單一的大劑量維生素 C 和 E，抗氧化的效果更顯著。

血液中的左旋精氨酸

　　1988年，英國的薩爾瓦多・蒙卡達博士提出，血管內皮細胞可以利用左旋精氨酸與NOS結合，產生「NO」。左旋精氨酸在人體內可合成包括神經傳遞素——精胺等物質，但是最主要作用是，抑制血液中的 ADMA，以免干擾血管內皮組織自製「NO」的功能。

　　德國科學家烏爾里克・福斯特曼博士，也曾進行分離 NOS 的實驗，發現左旋精氨酸濃度僅為血液中濃度的5%時，NOS 的活性就能達到總活性的一半，只需少量的左旋精氨酸就能產生「NO」。

　　由此可見，在心、腦血管病變者的血液中，左旋精氨酸必定受到破壞與抑制，需要補充額外的左旋精氨酸，才能產生足夠的「NO」來改善血流量。一般正常健康的人，血液中本來就有足夠的左旋精氨酸，可用於製造「NO」。不過，大多數人都從紅肉（如豬、羊、牛肉）中攝取所需的大部分左旋精氨酸，導致血液中膽固醇的濃度也同時增加。

　　1990年，專家在高膽固醇動物的實驗中發現，給予左旋精氨酸的動物，與給予安慰劑的動物相比，左旋精氨酸可以改善高膽固醇者的血流量，明顯減少動脈粥狀斑塊的形成，但是無法改變血液中膽固醇的含量，由此證明「血液中膽固醇濃度的高低，不是形成動脈粥狀硬化的唯一因素」。

專家同時發現，餵養高脂肪的動物其血管壁，比正常飲食者的血管壁更富粘性，特別是白血球細胞，非常容易附著於血管內壁上，由此證明「**血液中膽固醇濃度的增加，會損害血管內皮組織，影響鬆弛血管的功能**」。然而，如果在高脂肪飲食中加入左旋精氨酸，可以降第白血球細胞、血小板的黏附性。

1996年，雷爾‧柏格和斯蒂法妮博士所領導的德國漢諾威大學（Universety of Hannover）研究小組發現，經由靜脈給外周血管疾病患者使用左旋精氨酸，可以增加腿部動脈血管的血流量，證實左旋精氨酸的效果，與前列腺素 E1（在歐洲，廣泛用於改善腿部血流循環不良的一種藥物）的效果相同。同時發現，左旋精氨酸在改善這些患者行走能力的功效，也與前列腺素 E1相同。

這些研究證明，「**左旋精氨酸**」及「**NO**」不僅可以減少血管內皮的黏附度，防止白血球細胞滲入，還能使滲入血管壁的白血球消亡，並加速充滿膽固醇的泡沫白血球分解萎縮，縮小血管中的粥狀斑塊，避免動脈粥狀硬化惡化，更能逆轉心、血管病變，徹底脫離猝死的魔掌。

如果能夠保持血管內皮健康和「NO」的自製功能，即使在高膽固醇的情況下，也不會引發血管壁粥狀斑塊的形成與阻塞。目前，人們過於重視的膽固醇濃度高低，事實上當作參考即可，唯應重視血膽固醇的體積大小，才能提防「猝死」的突發。

其實，透過「綠能整合醫學」療法，可以在沒有使用任何心、腦血管藥物的情況下，以聲、光、電、磁場的能量，激發人體內動脈血管內皮細胞恢復「NO」的自製功能。經過十天的治療，功效與左旋精氨酸相類似，甚至得到更好的效果（表一、表二）。

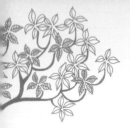

注意：

1. 愛用威而剛的男人，請特別注意！左旋精氨酸不能與威而剛同時合用，否則會造成血壓大降而休克。

2. 腫瘤患者或有腫瘤史的患者，也不可以使用左旋精氨酸。雖然，左旋精氨酸是否影響腫瘤的生長，目前仍無定論，但根據以往研究得知，左旋精氨酸會間接引起腫瘤生長。

3. 嚴重感染或慢性發炎病症，如系統性紅斑狼瘡或風濕性關節炎的患者，也不可以使用左旋精氨酸，否則會促使發炎部位產生過多的一氧化氮，加重發炎的病症。

天賜良藥「NO」失靈時

大家也許會疑惑，如果「NO」對於心、腦血管具有如此神奇的保護良效，為什麼世界上還有如此多的心臟病、腦血管疾病和突發猝死呢？事實上，大多數人或多或少都有高膽固醇、高血糖、高血壓、吸煙、長坐不動的生活方式和肥胖、老化等，引發動脈血管粥狀硬化病變的因素。

此外，當人體內缺少ω-3脂肪酸、左旋精氨酸和植物抗氧化劑時，將影響血管內皮細胞的健康，不僅無法產生足夠「NO」與前列環素，保持血管彈性、防止血管壁增厚，還會產生引發血管痙攣的蛋白質——「內皮縮血管肽」（endothelin, ET）、「過氧化脂質血栓烷」（thromboxane, TX），導致血管內徑狹小與血管壁增厚，陷入血管病變的惡性循環中。

以上這些因素都會導致血管內皮組織損傷，無法自製足夠的

NO，從而削弱人體自我防禦心、腦血管病變的機制，引發心、腦血管的病變及退化，降低生命的活力，最後演變成心、腦血管疾病，甚至猝死。

然而，「食、色性也」，人的「口欲」實在難以控制。在過分攝取動物脂肪、食物、吸煙、缺乏適當運動的生活環境裡，血管中的脂肪隨歲月持續增長，絕大多數人進入青年期後，心、腦和肢體的動脈血管壁，已經開始形成條紋狀斑塊。

如果持續不健康的飲食與生活方式，心、腦血管就會漸漸發展到第三期的病變，形成動脈硬化斑塊的複合性損傷。當血管出現狹窄與阻塞，開始干擾血流量與流速，一旦堵塞超過50%的血流量時，便出現頭痛、頭暈、胸痛、腿痛等症狀。

動脈粥狀硬化病變是一個緩慢、不知不覺的惡化過程，經過幾十年的不健康生活方式，才會形成粥狀斑塊而堵塞血管，絕對不是一天、兩天或一年、兩年內突發。因此，腦中風、腦溢血、心肌梗塞，甚至因此降臨「猝死」，也絕對不是偶發的突然，而是「**其來有自**」的必然；只是，醫生與病人都遺漏了它。

當血管損傷過度或嚴重老化時，即使補充大豆蛋白中的大豆黃素和染料木黃酮等植物性雌激素，也無法增強血管壁對「NO」的反應能力。甚至，使用某些化學藥物如硝化甘油，把「NO」直接送到血管皮內細胞也無濟於事。所以，務必把握治療時機，不能只採用當前醫學上「控制與觀察」的方法，一旦喪失先機，只能聽天由命了。

抑制「NO」的對抗因子

1992年，薩爾瓦多·蒙卡達和派翠克·瓦蘭斯（Patrick Vallance）

博士發現，在心、腦血管病變中扮演重要角色的另一種氨基酸「非對稱二甲基精氨酸」（ADMA），循環於心、腦血管疾病易患者或患者的血液中，它具有對抗左旋精氨酸與阻止人體自製「NO」的作用，促使或加重心、腦血管粥狀硬化與狹窄阻塞的病變。

從化學組成上來看，除多了兩個額外的「甲基」，ADMA與左旋精氨酸的結構完全相同。ADMA和左旋精氨酸都可以與NOS結合，二者不同之處在於，左旋精氨酸與NOS結合能轉化成，然而ADMA與NOS結合則不能轉化成「NO」。當血液中的ADMA升高，爭奪了左旋精氨酸與NOS結合的機會，成為抑制「NO」的對抗因子。

促使「ADMA」升高的因子

1.腎功能衰竭與ADMA：

蒙卡達和瓦蘭斯博士發現，腎功能衰竭患者無法排除ADMA，因此血液中濃度會升高。所以「洗腎」病人，動脈粥狀硬化會加速惡化，引發心臟病、腦中風以及「猝死」的發生。

2.外周動脈血管疾病與ADMA：

德國漢諾威大學的雷爾‧柏格和斯蒂芙妮‧博多-柏格博士發現，外周動脈血管疾病患者的ADMA濃度也會升高。當血液中ADMA濃度越高，心、腦血管病變越嚴重，日本的今泉（Imaizumi）博士就發現：「血液中ADMA濃度越高，頸總動脈內的動脈粥狀硬化斑塊就越厚」。專家們發現，血液中ADMA的濃度比血膽固醇的濃度，更能精準反應血管內皮組織損傷的程度。

哥倫比亞大學的阿里法德（Ali Fard）博士發現，吃了高脂肪或高碳水化合物飲食半小時後，血液中ADMA濃度馬上增加並維持

4~6小時，導致血管內皮組織無法正常動作。這種ADMA馬上升高的現象可能就是，為什麼很多心臟病患者在吃了油膩食物後，馬上進行體能活動如散步、慢跑、打高爾夫球等輕鬆運動，卻經常立即引發胸口疼痛的心肌梗塞或「猝死」之因。

注意：

凡是有「心、腦血管疾病史」的病人，參加大吃大喝後，不可採信某些醫生或書刊的建言「飯後進行輕鬆運動」，應該先休息一個小時以上後再活動。許多人因不明所以而「猝死」於「枉死城」，切記！

3.糖尿病與ADMA：

美國史坦福大學的傑拉勒·瑞文博士發現，當人體對胰島素具有抗耐性時，血液中的血糖與ADMA濃度也會同時升高，此即糖尿病者容易引發心肌梗塞或猝死的主因。糖尿病與心、腦血管病變如孿生連體嬰般共生共存，因此治療這些慢性病時，醫生應具備「整體醫學」的概念；如果只治其一，將事倍功半，永遠只能控制病症而已。

4.其他心、腦血管病變因子與ADMA：

所有引發心臟病、中風及猝死的因素，如高血壓、高膽固醇、高血糖、高三酸甘油脂、對胰島素有抗耐性、高同型半胱氨酸及吸煙等，都會引起血液中ADMA的濃度升高。

實際上，專家認為ADMA是各種心、腦血管疾病易患因子，在動脈血管壁發揮破壞作用的一種主要元素與途經。當血液中的ADMA濃度增加，同型半光胱氨酸（homocysteine）便開始破壞血管內皮組織。

當心、腦血管疾病患者吃進蛋氨酸之後，馬上在人體內轉化

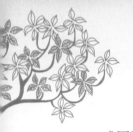

成同型半胱氨酸，同時引起血液中ADMA濃度上升。一旦ADMA積聚在心、腦血管疾病易患因子者的體內，將阻礙血管內皮細胞自製「NO」，引發血管收縮狹窄、粥狀硬化與阻塞，導致血流量減少、血流速減慢，並逐漸形成動脈粥狀硬化斑塊等心、腦血管病變，最後演變成心肌梗塞、腦中風、或猝死。

日本的今泉博士經由研究發現，吸煙會引起血液中的ADMA濃度的升高，吸煙之所以會引發心、腦血管病變的主因，可能在此。

如何降低「ADMA」而增加「NO」？

人體有兩種降低ADMA的方法，一是從尿中排出，一是在甲基精氧酸二甲基水解酶（DDAH）的作用下分解。

ADMA導致「NO」自製功能降低之因，在於過氧化反應減弱了DDAH（幫助人體消除ADMA的一種酵素酶）的作用。因此，經由DDAH的分解作用，可以制衡體內ADMA的濃度。

當人體存在過氧化反應，ADMA濃度就會增加，可藉由維生素C及E等抗氧化劑，加強DDAH分解ADMA的作用，保護血管內皮細胞自製「NO」，有助於預防及逆轉心、腦血管病變。

例如水果和蔬菜中所含的抗氧化劑，也可以保護及增強體內DDAH的活性，增進人體自行清除ADMA的能力。左旋精氨酸也可以逆轉被ADMA所損害的內皮組織，恢復內皮細胞自製「NO」的作用。此外，採取「綠能整合療法」也同樣可達相同功效。

氧化自由基引發心腦血管病變

近年來，一個新穎的名詞——「自由基」，出現的頻率越來越

高，究竟什麼是自由基？與人們身體健康又有什麼關係呢？

簡單的說，整個宇宙是由原子構成的，其中有一個特殊的法則：「只要有兩個以上的原子組合在一起時，週邊電子就必須配對；如果不能配對，就需要去尋找另一個電子，使本身變成穩定的元素。」科學家把這種不能配對電子的原子或分子，稱為「**自由基**」。

二十世紀初，科學家從煙囪和汽車排氣中發現了一種十分活躍的物質「自由基」，並經由研究證明，自由基的形成過程相當普遍，比如：加熱、燃燒、光照，一種物質與另一種物質的接觸，或任何一種化學反應都會產生自由基。當您烹調美味的菜肴時，或點根煙吞雲吐霧時，或使用化妝品打扮時，甚至握手或促膝交談的心靈互動，自由基可能就已悄悄地在體內蔓延了。

無所不在的自由基

自由基，在化學上又稱為「*游離基*」，是含有一個不成配對電子的原子團。正常情況下，宇宙萬物的生命總是離不開自由基。人體每時每刻、從裡到外的運動，每一瞬間都在燃燒能量，而負責傳遞能量就是自由基。

人體細胞在新陳代謝過程中，也會不斷產生自由基，又不斷進行氧化的生理與病理變化，因此R.W.Bradford認為「**人體生老病死的過程，就是一個氧化過程**」。然而，人體器官細胞的氧化反應過程中，產生的廢物是有害化合物，具有損害人體組織與細胞的強力氧化性，氧化自由基是其中之一。

生物體經常接觸的**氧化自由基**，如超氧陰離子自由基、羥自由基、脂氧自由基、二氧化氮和一氧化氮自由基；加上過氧化氫、單

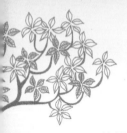

線態氧和臭氧，通稱「活性氧」。當接觸的氧化自由基與活性氧過多，超出了人體的排除能力時，將導致器官組織細胞受到損傷，特別是在「鐵離子」的作用下，所形成的OH毒性更大，主要破壞人體內脂類、蛋白質、核酸和細胞外基質。

其實，人體內若有適量的自由基，既可傳遞維持生命活力的能量，也可以消滅入侵的細菌、病毒和寄生蟲，還具有排除毒素的功能。但是，倘若人體內的自由基過量，自由基就會失去控制，在人體個器官細胞間四處亂竄，攻擊並搶奪電子，對人體正常細胞與組織造成損害，引起多種慢性疾病如心臟病、高血壓、糖尿病、精神情緒病症、老年癡呆症、帕金森病和惡性腫瘤。此外，環境中的陽光輻射、空氣污染、抽煙、農藥等，都會使人體產生更多的活性氧自由基，造成細胞的核酸突變，導致人類的衰老和病變。

自由基對人體的危害，主要是破壞細胞膜、抑制血清抗蛋白酶活性、損傷人體基因，引起細胞病變的出現和惡化。科學家認為，動脈粥狀硬化和心肌缺血的心血管損傷，與過多自由基和清除自由基功能下降有密切關係。

宇宙之間，與生俱備自由基的生物們，歷經三十多億年的滄桑史，延續至今，正說明了生物具有平衡自由基或清除多餘自由基的天生本能。然而，近一百年來，隨著人類科技文明及科學技術的躍進，為人類創造了巨大的生產力，卻也帶來大量危害人類生命的副產品，與日鉅增的自由基就是其中一項。

大量使用的化學製劑，急速增長的汽車廢氣和工業污染，還有核爆輻射污染，人類文明活動正日夜不斷地製造更多的自由基，破壞宇宙的生態環境。驟然倍增的自由基，早已超過人類與生物們所

能保持平衡的標準，人類的健康正面臨空前嚴峻的反撲與挑戰。

二十一世紀的頭號天敵

過去人們一直認為，細菌和病毒是人類生命的夙敵，直到二十世紀中葉，生物學家經由煙囪清潔工人的肺癌高發病率，發現「自由基」對人體生命的危害，人們才認識到自由基是比細菌和病毒更兇險、更隱蔽的敵人，是未來世紀中，最具攻擊性的人類健康大敵。

人體因新陳代謝作用而不斷產生「氧自由基」，正常情況下，95%會經由體內的酵素如SOD把「氧自由基」轉化成水分及二氧化碳，其餘5%則對人體器官產生破壞，引起器官老化與衰退。一旦血管內皮組織受到損傷，氧離子所衍生的自由基團，對「NO」將產生強大的破壞力。

此外，血液中高濃度的膽固醇、三酸甘油脂、血糖以及同型半胱氨等，都會啟動血管內皮組織產生自由基團的酶類，有些人因為遺傳基因，又特別容易產生大量的自由基團。當自由基團中的「超氧陰離子」，與「NO」結合後，將轉化成一種高危險性的自由基團「過氧化亞硝酸陰離子」（OONO）。

在高膽固醇、高三酸甘油脂、高血糖、高同型半胱氨酸等易患心臟病、腦中風的因子條件下，人體內會產生大量的「超氧陰離子」，並轉化為「過氧化亞硝酸陰離子」，不但消耗原有的「NO」，更破壞「NO」的自製功能，讓心、腦血管粥狀硬化與阻塞加速惡化，大大提高心肌梗塞、腦中風以及猝死的病發率。

人類生存環境中，更是充斥著不計其數的自由基，人們無時無刻暴露在自由基的包圍和危害中。經由呼吸系統吸入的自由基，決

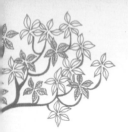

不僅僅來自炒菜油煙和抽煙煙害，源自汽車、工業等空氣污染，都會產生大量自由基，人們往往在毫無防備的情況下吸入體內。

散布空氣中的自由基，與化妝品中的自由基，直接接觸人體皮膚，從表皮細胞搶奪電子，使皮膚失去彈性、粗糙老化而產生皺紋。所以美化一時的化妝品，可能危害一生，不可不慎。

自由基對人體器官細胞的危害，既在最深層器官細胞引起基因突變，也在最表層留下傷害痕跡，人類已經受到「二十一世紀頭號天敵──自由基」內外包圍夾擊。

如何抗氧化？

專家學者研究發現，中國人及日本人罹患心、腦血管疾病的比例較低，可能與喝茶的習慣有關，因為茶含有大量的單寧酸（Tannin）及兒茶素（Catechin），都屬於黃酮素（Flavanoid），和維他命 E、維他命 C、胡蘿蔔素一樣，是理想的天然抗氧化劑。

法國人的飲食習慣與其他歐洲人並無不同，可是心、腦血管疾病的死亡率，卻只有其他歐洲人的一半。原來，在法國人愛喝的紅葡萄酒中，含有強力的天然抗氧化物──白藜醇（Resveratrol），即是一種黃酮素類化合物。

抗氧化劑例如黃酮類化合物、類胡蘿蔔素，可以抵消自由基團的超氧陰離子作用，至於坊間熱衷的「魚油」，一直是醫學界爭論的焦點。魚油的概念，源自冰島及格陵蘭的愛斯基摩人，他們長期食用含有大量 EPA 及 DHA 的魚類及海豚，而且心、腦血管疾病是全世界最低。芬蘭的麥定甯工程師研究發現，深海小鯊魚肝內的鯊烯（Squalene），化學結構式和 DHA 相似，有六個不飽和鍵，也是

一種抗氧化物。

　　然而，不論持正面或反面意見的學者，都忽略了一個重要的基本概念：食用魚油，是長期預防勝於治療的事情。當臨床醫師在短期內，使用大量魚油來治療，當然出現正反不同的療效現象。

　　舉例來說，維他命或茶所含抗氧化物，必須經由經年累月的食用，才能達到預防動脈硬化效果。這類物質都是需要長期使用，才能預防冠心病，並非短期服用治療，這個觀念相當重要，否則反而會延誤病情。這也正是目前所有「營養品」及「保健品」，飽受「誇大療效」質疑的主因。

　　心、腦血管疾病的防治，除了首先要養成良好的生活習慣如：飲食清淡、長期攝取含天然抗氧化物的食物、適度運動、減少精神壓力，以及抱持健康生活方式與人生觀之外，還必須定期檢測體內「氧自由基」的訊息（圖17），並經常追蹤「頸總動脈的粥狀斑塊」的形成，及血液中血小板及膽固醇等脂肪的結晶體積大小（圖2、3、4）。一旦顯示異常，應立即採取有效的相關治療，例如「綠能整合療法」），才能減輕心、腦血管疾病的突發機率。

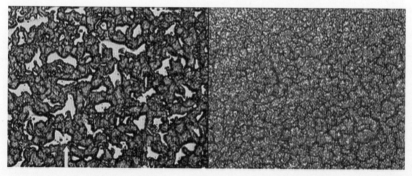

（白色）氧自由基訊息　　　　　　　　正常（圖17）

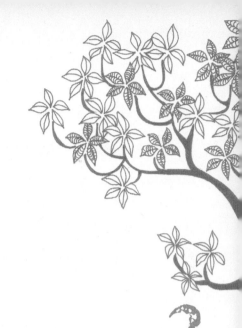

猝死的推手

3

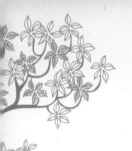

誘發猝死的危險因子

「危險因子」是流行病學的一個名詞；數十年來，西方醫學界一直致力於研究有關心、腦血管疾病的高猝死率時，發現一些現象和這些疾病關係密切，將這些現象列為「危險因子」。

造成危險因子的因素

這些激發高猝死率的危險因子，大致可以從化學性、物理性、心理性三個因素，探討危險因子的成因。

1.化學性因素：

心、血管病變多半由藥物副作用引發，這是屬於生物化學變化的一環。舉例來說，以利尿劑治療高血壓或心衰竭，造成新陳代謝不正常的血鉀過低，當人體內血鉀過低就可能引發心室頻脈而猝死。其實，目前很多抗心律不整的藥物，反而誘發更嚴重的心律不整，結果接受藥物治療的病人，反而比不接受治療的死亡率更高。

2008年，英國專家曾發表，接受糖尿病藥物治療的死亡率，比沒有接受治療者高約五倍的心臟病「猝死」率。2009年，荷蘭研究人員也發表，使用阿斯匹靈治療抗血栓，反而容易引發腦溢血併發症。這顯示所有慢性病藥物治療的概念，以及慢性疾病是否都要以藥物控制治療的問題，可能需要重新檢討與修正。

2.物理性因素：

即使在醫師的監控之下，心導管檢查或支架手術也經常誘發心律不整，甚至進行有氧運動、運動心電圖時，引發猝死的事件仍時有所聞。這些危險因子，都是屬於生物物理性因素所致。

3.心理性因素:

　　大部分心血管專家認為,人體長期處於情緒與生活壓力下,交感神經時時處於亢奮的狀態,造成人體動能的透支與流失,包括紅血球等所有細胞的活力不足,因而誘發嚴重缺氧的猝死,即所謂的「過勞死」。事實上,透過「專業一滴血」的檢驗,可以獲得紅血球動力不足及紅血球凝集的訊息(圖18),以預警這類心理因素造成的「過勞死」,希望醫學界與大眾能重視這種警訊,避免「過勞死」的憾事上演。

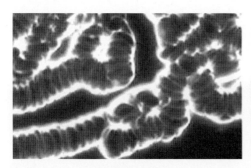 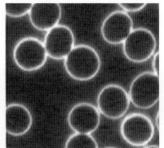

紅血球凝集(圖18)　　　　　　　　紅血球分散(正常)

破壞「NO」的因子

　　猝死的主因,就是動脈血管硬化或阻塞,皮內組織受到嚴重破壞,不能再自製維護維護心、腦血管的天然良藥——「NO」。至於,破壞與減弱血管內皮組織功能的因子,可分為兩類:可調控的危險因子與不可調控的危險因子。

1.可調控的危險因子:

　　當人體健康正常時,動脈血管是一條具有活力的彈性組織,血

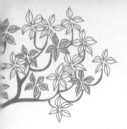

流量增加就能舒張管徑。但是，如果吃了高脂肪的食物，或吸了一支煙後，血管馬上就會收縮而無法正常擴張。經過多年的糟蹋、蹂躪，血管必然增厚、僵硬與阻塞，形成高血壓、高血糖、高血脂、腦中風、心肌梗塞，甚至「猝死」。

這類可調控的危險因子，往往受到生活方式、飲食習慣的影響，如抽煙、肥胖、情緒、運動等屬於人們可以掌控的原因。

2.不可調控的危險因子：

凡是有心、腦血管家族病史的人，也容易發生相同的疾病，家族基因就是無法控制與改變的病變原因。此外，性別也是一項不可掌控的因素，男性與女性發生心、血管病變的機率，天生就有所差異。

高血脂與心、腦血管病變

一種或多種血液脂肪成分的含量超過上限時，即是高血脂症。通常，高血脂症的診斷依據血液生化檢查，血中膽固醇超過5.72毫摩爾/升（220毫克%）或三酸甘油脂超過1.76毫摩爾/爾（160毫克%）就是高血脂症。長期的血脂過高，將會形成動脈粥狀硬化、脂肪肝等病變。在臨床上，當高血脂症與肥胖、糖尿病等因素並存時，更加容易引發心、腦血管的病變。

好膽固醇、壞膽固醇

血液中的膽固醇，是眾所周知造成血管內皮損傷和動脈硬化的常見因子，其實膽固醇還分成好膽固醇（高密度脂蛋白膽固醇，簡稱HDL），與壞膽固醇（低密度脂蛋白膽固醇，簡稱LDL）。好膽固醇能防止動脈硬化，素有「血管清道夫」之稱，它將周邊血管組織內的

壞膽固醇，運送到肝臟分解代謝。壞膽固醇就是引起動脈硬化的元兇之一，當受體數量太少或食物中膽固醇太多時，壞膽固醇就會升高。

從20世紀中葉，人們就知道膽固醇會引發心、腦血管疾病，希望經由飲食和藥物有效地降低膽固醇濃度，防止心臟病和腦中風的發作，避免猝死而挽救生命。然而，歐美國家的飲食方式仍偏好富含動物飽和脂肪和膽固醇——如肥肉、全脂乳製品和油炸速食品等，依據統計，約有1億美國人的膽固醇偏高。至於，醫生們也只能在理論上控制膽固醇，高膽固醇患者始終無法獲得理想的治療，世界上每年仍有數十萬人口罹患心、腦血管疾病。

人體的膽固醇1/3來自食物，2/3來自肝臟自身的代謝，因此，不僅飲食方式會影響膽固醇濃度，如果肝臟代謝膽固醇的功能發生問題時，即使粗茶淡飯，膽固醇濃度也會居高不下。

除了膽固醇之外，三酸甘油脂也是引發心、腦血管病變的元兇之一，根據德國專家研究，在四千多40至65歲之間男性的血膽固醇案例中，發現當壞膽固醇與好膽固醇的比值大於5.0，而三酸甘油脂濃度又過高時，血管動脈硬化的危險性也跟著提高。雖然，這些人只占四千多案例中的3.7%，卻占其中一百多位罹患心肌梗塞案例的25%，重要性可見一般。

這項研究中，壞膽固醇與好膽固醇的比值為5.0，與約翰霍浦金斯研究所發表：三酸甘油脂與膽固醇的比值5.5相近。而且在一百多個心肌梗塞的案例中，50%案例的好膽固醇小於35mg/dl，40%案例的三酸甘油脂濃度大於200 mg/dl，益加突顯了二者的重要性。顯而易見的，當壞膽固醇與好膽固醇、三酸甘油脂與好膽固醇的比值越高，對心、腦血管的負面傷害越大。

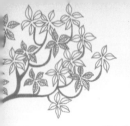

高血脂的新概念

拜醫學健康常識的普及，以及對人類十大死因的認識，大家開始關心自身健康與疾病預防，特別是對十大死因的頭號「殺手」——心、腦血管疾病。因此，血液中膽固醇及三酸甘油脂的血脂生化檢查，已經非常普及，「膽固醇及三酸甘油脂的高低」更成為最熱門的話題。人們最常提問的是以下這類問題：

▲螃蟹、蝦的膽固醇是不是很高，可不可以吃？

▲蛋的膽固醇含量，是不是很高？

▲我依照醫生指示，已經吃得很清淡，又使用降膽固醇的藥及健康食品，為什麼膽固醇及三酸甘油脂，仍然降不下來？

▲我的親戚，依照醫生的指示天天保健，為什麼膽固醇及三酸甘油脂都沒有恢復正常，還發生心臟病或腦中風？

▲為何膽固醇及三酸甘油脂的指數不高，卻還是發生腦中風，或得了冠狀動脈阻塞，需要進行支架手術？

過去數年中，美國陸續研究「全國性膽固醇教育計畫」，結果顯示「很多血液中膽固醇濃度不高的人，照樣罹患心肌梗塞」。其實，早在十多年前，美國佛萊罕心臟中心就已經發現：「有一半心肌梗塞的患者，血液中膽固醇低於250mg/dl」。因此專家開始懷疑：高膽固醇是否真的與冠心病有關？

2004年，美國史丹福大學的一位生化專家，發表「膽固醇、三酸甘油脂在血液中的濃度，與腦中風沒有必然關係」。同年，加州柏克萊大學的一位博士，經過五年的臨床追蹤統計，提出類似的發表，「膽固醇、三酸甘油脂濃度的高低，與腦中風或心肌梗塞沒有絕對相關」。

你的血脂結晶體積多大？

這些經過臨床實驗及科學統計的報告，卻為醫生和病人帶來擔憂，大家多年來關注與預防的方向，豈不是完全白費了嗎？到底腦中風、心肌梗塞……等猝死的「殺手」，又跟什麼有關係？然而，這兩位專家並沒有闡明。

我們發現，其實，高脂血症與心、腦血管病變的關係，不僅在於血脂肪中之膽固醇及三酸甘油脂的濃度高低、數量多少，更在於膽固醇及三酸甘油脂的結晶體積大小，其影響更大。

高膽固醇及高三酸甘油脂形成的高血脂，確實會損害血管內皮組織，減少自製「NO」的功能，造成心、腦血管粥狀硬化的病變，這是「高血脂的生物化學性」的損傷反應。

然而，專家們忽略了「物理性」的阻塞作用。當心、腦血管長期粥狀硬化病變，管徑必然狹窄，一旦血液中出現大體積結晶的斑塊，將可能隨時引發心、腦血管梗塞或猝死，有如「壓倒駱駝的最後一根稻草」。

這十幾年來，經由「波動訊息能量綜合檢查」的報告，病人實際病情的演變，以及「綠能整合醫學療法」的治療成果，統計與對比之後，我們得到的結論也是：「**膽固醇及三酸甘油脂結晶體積大小，與腦中風、冠狀動脈阻塞，以及心肌缺氧梗塞有絕對關係！**」

膽固醇及三酸甘油脂的的結晶體積大小（圖8），才是突發腦中風、心肌梗塞甚至「猝死」的主因。所以一旦血液中發現大體積的膽固醇結晶，或脂肪斑塊、血小板凝集就應列為「**猝死高危險群**」，需馬上接受有效的治療，以預防心、腦血管的突發病變與猝死。

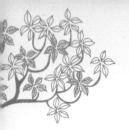

這是主流心、腦血管專家，對於猝死，無從預警、束手無策的主因之一。因此，親朋好友應該互相關切的，不再是「你的膽固醇、三酸甘油脂濃度的多高」，而應改成「你的膽固醇、三酸甘油脂的結晶體積多大？」唯有人們正視這種「物理性」的危機，才能減少「猝死」的來臨！

真實案例：

某電子公司的林姓董事長，2003年到昆山視察開會時突然暈倒，經過診斷是「中風前兆」——暫時性腦缺血。在他的病情穩定後，做了整套「專業一滴血檢測」，報告顯示：紅血球嚴重粘集；膽固醇、三酸甘油脂等的結晶體積非常粗大，而且多層次重疊。同時，做了血液膽固醇及三酸甘油脂的生化檢查，結果報告顯示：總膽固醇7.27mmol/L（280mg%）只稍微高於標準值，三酸甘油脂0.93mmol/L（84.5mg%）則是正常值的一半。（圖19、20）：

林董事長的「生化血液」的總膽固醇、甘油三脂的濃度不高，「一滴血」的結晶體積卻很大，在臨床症狀上，還出現暈倒、輕微中風的現象。由此可見，生化血液檢查存在著「盲點」，而「一滴血」檢測可以顯示「結晶體積與中風病症」之間的相對應關係。

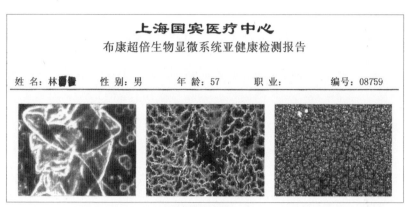

治療前（圖19）

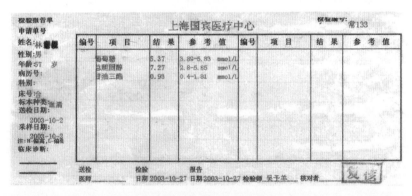

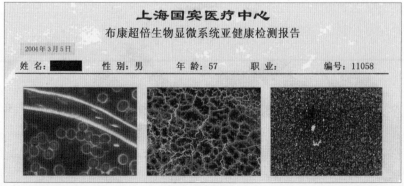

治療後（圖20）

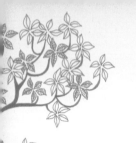

高血糖與心、腦血管病變

以「無聲的流行疾病」而著稱的糖尿病，為人類敲響了致命的警鐘。目前，糖尿病約占人口4～8%，雖然比高血壓少，但糖尿病所引發如腦中風、心肌梗塞、洗腎等重大併發症，遠比高血壓來得早及嚴重。而根據專家數十年來的統計，女性糖尿病併發心臟衰竭和腦中風的機率比男性高，**男性糖尿病患併發心、腦血管疾病為一般人的2倍，女性則為3倍。**

研究統計，糖尿病患者的死亡原因，心血管疾病占54%，老年人更高達80%。至於糖尿病併發心肌梗塞的機率，更是一般人的2至4倍，所以如何避免糖尿病以及其併發症，是當前非常重要的課題。

高血糖的危害

當今美國約有1600萬糖尿病人，其中最常見的是糖尿病Ⅱ型（成人型），Ⅱ型糖尿病患者，雖然能夠分泌胰島素，但是人體對自身分泌的胰島素不再有反應，因此胰臟試圖在短時間內分泌更多的胰島素，補償這種無反應的抵抗作用。然而，人體內胰島素分泌的功能，遠遠趕不上胰島素抵抗力的增加，一段時間之後，大量血糖無法分解利用而濃度升高。

當血液中存在過多的糖分時，大多數會合併高血脂，一旦血糖及血脂濃度過高時，血液變得如蜂蜜或糖漿般濃稠，血流速勢必緩慢下來，於是血液中的血糖、膽固醇等雜質開始沉積，並附著在血管內皮組織的蛋白質上。這種「糖基化的蛋白質」無法發揮分解血糖的功能，人體組織細胞又視其為外來異物，體內的免疫系統展開襲擊與吞噬，引起血管壁的發炎，造成血管內皮組織功能異常，陷入動脈血管病變的惡性循環。

　　此外，糖尿病人的血液中還存在一種蛋白質或脂質（Advanced Glycosylation Endproducts, AGE），專家研究發現AGE會導致血管平滑肌增生，以及白血球細胞集中於粥狀硬化的部位，使血管硬化更加嚴重。

　　所以，糖尿病患經常併發嚴重的動脈血管粥狀硬化及阻塞，導致器官缺氧壞死。如果是眼睛內的微小動脈血管發生病變，眼球將因供血不足而缺氧，導致「**眼底視網膜剝離**」甚至可能失明；如果下肢大動脈血管發生梗塞，經造成下脂壞死的「**糖足**」，甚至需要「**截肢**」；如果病變發生在心、腦血管，將引發腦中風、心肌梗塞與猝死等可怕併發症。

　　特別需要注意的是，腦神經細胞沒有合成或儲存「葡萄糖」的能力，而腦細胞對葡萄糖的需求量，卻遠遠大於其他器官組織；但是當腦梗塞中風發生後，應特別留意糖分的攝取，過多糖分可能加劇大腦組織損傷的病變，擴大腦梗塞的面積與腦水腫的症狀。然而低血糖，卻又會導致大腦皮質神經細胞的變性和壞死，同時引起腦血管的病變，繼而出現腦部血液循環的障礙，最後出現缺血性腦中風的偏癱、失語、抽搐等症狀。

「糖足」一定要截肢嗎？

　　「糖足」就是糖尿病症引發下肢逐漸壞死的併發症，是糖尿病症引起血管硬化，致使血液循環不良而供血、供氧不足，造成遠端肢體的壞死。當下肢缺氧而發紫，加上高血糖的血液比清澈的血液黏稠，以及地心引力的作用，下肢的血液回流變得緩慢，引發下肢腫脹。然而，腫脹的下肢將會壓迫到血管，使血液循環更不順暢，在這般惡性循環之下，整個下肢漸漸壞死、面臨截肢。糖足病人似

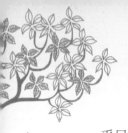

乎只能處於無奈與恐慌的等待，等待病情更嚴重時的截肢，猶如死刑犯等待行刑的心境。

目前，主流西醫處理與治療糖足的原則，就是盡量避免腳趾受傷與壞死，只能盡力避免腳趾受傷與壞死，完全處於被動與保守的維護。通常，醫生會一再囑咐糖足病人，不可弄傷腳趾下肢，因為含高濃度糖分的下肢組織細胞，在缺氧、缺血和充滿二氧化碳、廢物毒素的環境下，是細菌絕佳的繁殖場所，一旦細菌侵入傷口，任憑萬靈抗生素也無濟於事。

現在，有些醫生採取治療潛水夫病症的高壓氧治療，就是為了讓傷口組織得到充足氧氣，進而發揮細胞的自癒功能，抵抗細菌的侵害而復原傷口。但是，高壓氧只是傷口的局部治療，無法排除淤積於血管壁的糖分，下肢血液循環的問題無法獲得根本的改善，所以效果也只有暫時性而已。

儘管，當今主流醫學技術已經相當高超，對於「糖足」仍然束手無策，只能盡力控制及延緩截肢而已，尚未找到更好的治療方法，讓紫黑的糖足恢復正常。

控制血糖的信條

過去幾十年來，研究人員一致認為，糖尿病患降低血糖，同時可以降低死於心臟病的機率。然而，2008年，紐約時報報導一則，美國官方衛生機構的研究發現：嚴格控制血糖反而提高死亡率數。

這項研究的對象是，近萬名平均62歲中老年人，罹患第二型糖尿病史十年，除了高血糖外，同時還患有心臟病、高血壓、高膽固醇等疾病。其中，死亡病例大多死於心臟病，而非其他不尋常死因。

這項顛覆性的發現，令醫學專家頗感驚訝。美國心臟病學院院長杜夫說：「新發現令人不安與困擾；五十年來，我們一直強調降血糖」。華盛頓大學的糖尿病研究人員赫許，表示不知如何向病患解釋上述研究結果，許多病患嚴格執行飲食控制與用藥多年，很難說服他們放寬對自己的要求。

這項研究結果，並不代表控制血糖毫無義意，降血糖可以減少糖尿病患發生腎臟病、眼盲和截肢等併發症，但新發現顯示：傳統認為血糖降得越低越好，或血糖應儘量降至正常值的信條，不見得是定律。

聯合國世衛組織把糖尿病列為21世紀最重要的疾病之一，因為糖尿病目前已是造成洗腎病人劇增的最大原因之一，而且心臟病則是糖尿病人最主要的死亡原因。

真實案例一：

昆山臺灣知名企業的協理方先生，罹患高血壓八年、糖尿病六年和肝脂肪近十年，一直靠利尿劑緩解左下肢的腫脹。記得，他第一次來的時候，坐在輪椅上，左腿又腫又痛根本無法行走。因為糖尿病的緣故，方先生又黑又紫的左腿，是右腿的四倍粗，醫生已經宣告三個月內必須截肢。在朋友的介紹下，他想試試自然能量醫學是否能讓他免於截肢。

除了胰島素不足外，方先生的腦部和心臟都有缺氧的現象。所以，我們一方面幫方先生排毒，一方面也讓他補充肝細胞應有的營養素，胰臟所需的「黃色光譜」及「磁場頻率」訊息，心血管所需的「紅色光譜」，以及促進血液循環的「磁場頻率」。

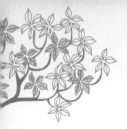

　　一個星期之後，方先生的左腿不再那麼紫黑；三星期之後，原本腫脹的左腿也恢復正常大小，顏色也轉為正常膚色。方先生終於不必再靠輪椅，十分高興地享受走路樂趣，至今左下肢繼續維持正常狀態。

　　方先生的整個治療過程皆以紅外線熱感儀器——MTD，生化及超音波監控對比。

　　治療期間發生一件趣事，記得第一次看到方先生時，他是叼著香煙的。這讓我們十分不解，問他：「你都已經這樣了，為什麼還抽煙？」「反正都快截肢了，沒什麼好忌諱的。」方先生不在乎的說。

　　類似方先生這樣，明知不可為而為的病人很多。他們在生病的最初，其實也都謹遵醫師吩咐，直到發現病情未見好轉時，對生命就抱持著過一天算一天的心態。於是，過去為了控制病情的戒律，一一解禁，因而加重病情。

　　幸好，方先生因為感覺到身體的改變，不但自動戒煙，更注重飲食，讓他重拾人生的春天。

<u>對比以上治療前後的報告（如下圖表）：</u>

治療前

（2004.8.13）　　　　　　　　<u>10次</u>

▲肝臟：

1）脂肪肝

2）肝肥大（155×83×62mm^3）

3）肝門靜脈血流速：（10.9cm/s）

▲頸總動脈：

1）流血速：左（62.2cm/s）

　　　　　右（67.2cm/s）

2）血流量：左（1.20L/min）

　　　　　右（1.07 L/min）

3）頸總動脈內脂肪斑塊：左（1.3×2mm^2）

　　　　　　　　　　　右（1.4×2mm^2）

治療後

（2004.8.30）

⟶　完全恢復正常

⟶　正常（135×79×55 mm^3）

⟶　（17cm/s）

⟶　（149.6 cm/s）

⟶　（149.6cm/s）

⟶　（2.57 L/min）

⟶　（2.99 L/min）

⟶　（消失）

⟶　（消失）

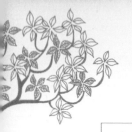

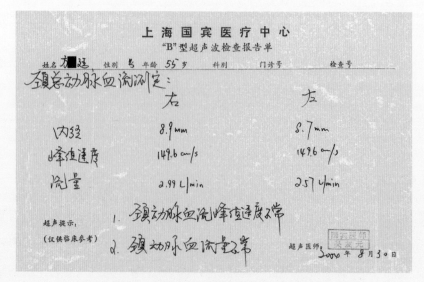

治療前：左右頸動脈粥狀阻塞，血流速及流量不足（2004·8·13）

治療十天後：斑塊消失，血液循環正常（2004·8·30）

治療前：肝肥大、脂肪肝、前列腺增生（2004·8·13）

治療十天後：肝肥大、脂肪肝恢復正常（20004·8·30）

肝門靜脈血流速：10·9 —— 17cm/s

生化檢查：

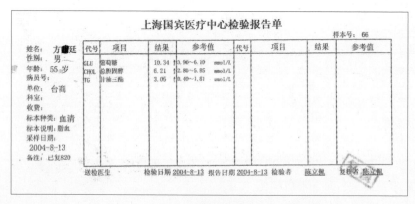

上海国宾医疗中心检验报告单

样本号：66

姓名：方■廷	代号	项目	结果	参考值	代号	项目	结果	参考值
性别：男	GLU	葡萄糖	10.34 ↑	3.90~6.10 mmol/L				
年龄：55 岁	CHOL	总胆固醇	6.21 ↑	2.80~5.85 mmol/L				
病员号：	TG	甘油三酯	3.05 ↑	0.40~1.81 mmol/L				

单位：台商
科室：
收费：
标本种类：血清
标本说明：脂血
采样日期：
2004-8-13
备注：已复820

送检医生 检验日期 2004-8-13 报告日期 2004-8-13 检验者 陈立佩 复核者 陈立佩

治療前

上海国宾医疗中心检验报告单

样本号：214

姓名：方■廷	代号	项目	结果	参考值	代号	项目	结果	参考值
性别：男	GLU	葡萄糖	8.59 ↑	3.90~6.10 mmol/L				
年龄：55 岁	CHOL	总胆固醇	7.15 ↑	2.80~5.85 mmol/L				
病员号：	TG	甘油三酯	2.69 ↑	0.40~1.81 mmol/L				

单位：
科室：
收费：
标本种类：血清
标本说明：
采样日期：
2004-9-23
备注：已复

送检医生 检验日期 2004-9-23 报告日期 2004-9-23 检验者 陈立佩 复核者 陈立佩

治療後：血糖、三酸甘油脂明顯下降

90

▲MTD紅外線熱感顯像（圖21、22、23）

治療前，方先生左腿血液循環不良，但是2004·8·13第一次治療時，仍對能量療法心存質疑，所以沒有進行MTD檢查。治療10次後，熱感顯像左下肢血液循環不良（圖21呈青綠能）；治療20次後，左下肢血液循環明顯增加（圖22呈黃褐色）。本來缺氧開始壞死的左下肢，呈現烏紫腫大、發炎化膿的病變，也恢復了正常。

兩個月後，2004年11月8日持續追蹤，顯像顯示雙下肢血液循環相當通暢（圖23呈現均勻的黃紅褐色）。

治療十次後：左腿血液循環不良（糖尿病併發症）

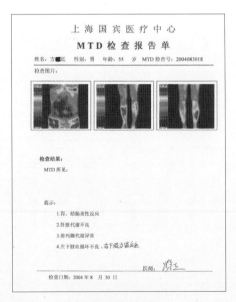

治療10次後（圖21）

治療二十次後：糖尿病足恢復正常

（本來不太相信，病情進步後，主動要求再治療十次）

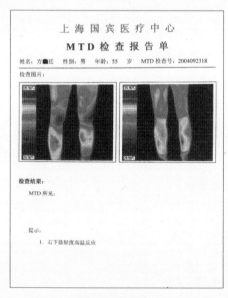

治療20次後（圖22）

追蹤：兩個月後

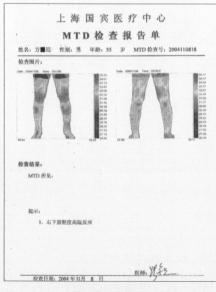

兩個月後（圖23）

真實案例二：

　　康太太糖尿病六年，一直以飲食控制、按時服藥，甚至施打胰島素（lnsulin）來控制血糖，近半年來雙腳卻經常不聽使喚而跌倒。她從臺北到上海探視兩個專攻中醫的兒子，透過朋友介紹找到我們。先為她安排手腳MTD檢查，以及頸動脈、雙下肢動脈檢查，結果如下：

　　頸動脈、雙下肢血液循環的流量流速恢復正常，甚至阻塞的粥狀斑塊也消失了。目前，血糖仍未完全控制到不必服「降血糖藥」（完全恢復正常，並不是那麼容易），但是她雙下肢的供血供氧恢復了正常，不再不聽使喚而跌倒，有效預防將來下肢併發糖尿病足的截肢危機。康太太的案例是「糖尿病影響人體全身血管病變」的最有力證明，現在，她的兩個孿生兒子，正跟著我們學習「綠能整合醫學療法」。

　　這個案例經由物質、能量、訊息等「整合療法」，保留住糖尿病併發症的左腿，免於截肢，值得主流醫學界及大家的關注！

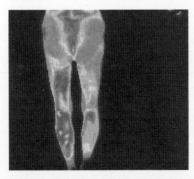 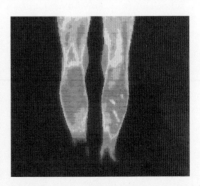

治療前：下肢血液循環不良（比較近藍綠色）（參考彩圖）

治療後：下肢血液循環恢復正常（比較紅）（參考彩圖）

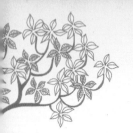

超音波檢查：

	（2008.11.10）	五次	（2008.11.25）	五次	（2008.12.2）
	治療前		治療中		治療後
（1）頸總動脈	右　左		右　左		右　左
1）血流速	30.3cm/s，34.8cm/s		56.3cm/s，58.0cm/s（正常值50cm/s）		54.8cm/s，57.1cm/s
2）血流量	1.05L/min，1.0L/min		2.0L/min，2.16L/min（正常值1.80L/min）		1.83L/min，2.22L/min
3）斑塊	1.4×0.4mm²，1.4×0.6mm²		消失，消失		消失，消失
（2）股動脈流速	23.4cm/s，24.4cm/s		51cm/s，58cm/s（正常值45cm/s）		53cm/s，60cm/s
（3）膕動脈流速	18.4cm/s，17.4cm/s		34cm/s，43cm/s（正常值30cm/s）		45cm/s，47cm/s
（4）足背動脈流速	11.9cm/s，9.9cm/s		21cm/s，30cm/s（正常值20cm/s）		37cm/s，32cm/s
（5）肝門靜流速	10.4cm/s		14.2cm/s（正常值13cm/s）		15.1cm/s

上海国宾医疗中心
超声报告单

超声号：227358
卡　号：20334877

姓名：康█娥　性别：女　年龄：67　　通讯地址：
临床诊断：体检　　　　　　　　　　　检查部位：颈动脉；肝脏；胆囊；下肢动脉
图像质量：较好　　体形：　　　　　　联系电话：
附图：　　　仪器型号：LOGIQ 400 CL　频率：

超 声 检 查 结 果

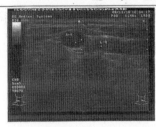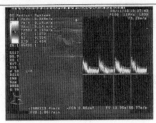

颈总动脉内径：右侧8.5mm，内膜中层厚0.6mm，左侧8.7mm，内膜中层厚0.6mm
峰值流速Vmas：　30.3cm/s　　　　　　34.8cm/s
最低流速Vmin：　12.6cm/s　　　　　　14.1cm/s
搏动指数PI：　　1.027　　　　　　　　1.073
阻力指数RI：　　0.583　　　　　　　　0.594
血流量FVO：　　1.05L/MIN　　　　　　1.00L/MIN
右侧颈总动脉内见1.4×0.4mm稍增强回声。左侧颈总动脉内见1.4×0.6mm稍增强回声。

股动脉内径：　　右侧6.2mm　　　　　　左侧6.4mm
峰值流速Vmas：　23.4cm/s　　　　　　24.4cm/s
腘动脉内径：　　右侧4.9mm　　　　　　左侧4.5mm
峰值流速Vmas：　18.4cm/s　　　　　　17.4cm/s
足背动脉内径：右侧1.3mm　　　　　　左侧1.7mm
峰值流速Vmas：　11.9cm/s　　　　　　9.9cm/s

肝脏：肝右叶斜径125mm，左叶上下径 79mm，前后径 64mm，门静脉内径 12mm。
肝门静脉血流速度10.4cm/s
胆囊：胆囊大小形态正常，充盈良好，囊壁光整，未见异常回声。

超声提示：
1. 双侧颈总动脉内血流峰值流速慢，血流量少。
2. 双侧颈总动脉内见斑块形成。
3. 双侧股动脉内血流峰值流速慢。
4. 双侧股动脉内未见斑块形成。
5. 双侧腘动脉内血流峰值流速慢。
6. 双侧腘动脉内未见斑块形成。
7. 双侧足背动脉内血流峰值流速慢。
8. 双侧足背动脉内未见斑块形成。
9. 肝脏门静脉血流速度慢（随访）
本报告10.胆囊未见明显异常

元　签名：
·10 10:50:46

治疗前：左右頸部、股、足背動脈超音波

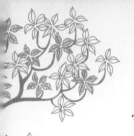

當她接受了5次「綠能整合醫學」療法後，再複檢結果如下：

上海国宾医疗中心
超声报告单

超 声 号：227358
卡　号：20334877

姓名：康■娥　　性别：女　年龄：**67**　　通讯地址：＿＿＿＿＿＿
临床诊断：体检　　　　　　　　　　　　检查部位：颈动脉；肝脏；胆囊；胰腺；下肢动脉
图像质量：较好　　体形：＿＿＿　　　　联系电话：＿＿＿＿＿＿
存图：＿＿＿　仪器型号：LOGIQ 400 CL　　频率：＿＿＿＿＿＿

超 声 检 查 结 果

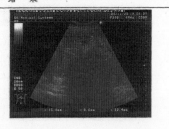

颈总动脉内径：右侧7.3mm，内膜中层厚0.5mm，左侧7.4mm，内膜中层厚0.5mm
峰值流速Vmas：　56.3cm/s　　　　　　58.0cm/s
最低流速Vmin：　14.5cm/s　　　　　　16.2cm/s
搏动指数PI：　1.640　　　　　　　　1.564
阻力指数RI：　0.742　　　　　　　　0.720
血流量FVO：　2.00L/min　　　　　　2.16L/min

股动脉内径：　右侧6.3mm　　　　　　左侧6.6mm
峰值流速Vmas：　51cm/s　　　　　　58cm/s
右侧股动脉内见0.2×0.2mm稍强回声。
腘动脉内径：　右侧4.8mm　　　　　　左侧4.8mm
峰值流速Vmas：　34cm/s　　　　　　43cm/s
足背动脉内径：右侧1.6mm　　　　　　左侧1.6mm
峰值流速Vmas：　21cm/s　　　　　　30cm/s

肝脏：肝右叶斜径133mm，左叶上下径 69mm，前后径 54mm，门静脉内径 11mm。
肝门静脉血流速度14.2cm/s
胆囊：胆囊大小形态正常，充盈良好，囊壁光整，未见异常回声。
胰腺：胰头 15mm，胰体 9 mm，胰尾13.4mm，主胰管 2 mm。

超声提示：
1. 双侧颈总动脉内血流峰值流速正常，血流量正常。
2. 双侧颈动脉内未见斑块形成。
3. 右侧股动脉内血流峰值流速正常。
4. 右侧股动脉内见斑块形成。
5. 双侧腘动脉内血流峰值流速正常。
6. 双侧腘动脉内未见斑块形成。
7. 双侧足背动脉内血流峰值流速正常。
8. 双侧足背动脉内未见斑块形成。
9. 肝门静脉血流速度慢（随访）
10. 胆囊未见明显异常
本报告 11. 胰腺未见明显异常

元　签名：＿＿＿＿＿＿
'25 11:18:42

因為右側股動脈還有一小塊粥狀斑塊，要求再治療5次，結果如下：

上海国宾医疗中心

超声报告单

超声号：227358
卡　号：20334877

姓名：康　娥　　性别：女　年龄：**67**　　通讯地址：
临床诊断：体检　　　　　　　　　　　检查部位：颈动脉；下肢动脉；肝；胰
图像质量：较好　　体形：　　　　　　联系电话：
存图：　　仪器型号：LOGIQ 400 CL　　　频率：

超 声 检 查 结 果

颈总动脉内径：右侧7.9mm，内膜中层厚0.4mm，左侧7.6mm，内膜中层厚0.4mm
峰值流速Vmas： 54.8cm/s　　　　　　57.1cm/s
最低流速Vmin： 16.8cm/s　　　　　　19.0cm/s
搏动指数PI： 1.552　　　　　　　　1.429
阻力指数RI： 0.694　　　　　　　　0.667
血流量FVO： 1.83L/min　　　　　　2.22L/min
股动脉内径：右侧5.4mm　　　　　　左侧5.3mm
峰值流速Vmas： 53cm/s　　　　　　60cm/s
腘动脉内径：右侧4.3mm　　　　　　左侧4.4mm
峰值流速Vmas： 45cm/s　　　　　　47cm/s
足背动脉内径：右侧1.2mm　　　　　左侧1.3mm
峰值流速Vmas： 37cm/s　　　　　　32cm/s
肝脏：肝右叶斜径121mm，左叶上下径 71mm，前后径 64mm，门静脉内径 11mm
肝门静脉血流速度15.1cm/s
胰腺：胰头 18mm，胰体 9 mm，胰尾16mm，主胰管 2 mm。

超声提示：
 1. 双侧颈总动脉内血流峰值流速正常，血流量正常。
 2. 双侧颈总动脉内未见斑块形成。
 3. 双侧股动脉内血流峰值流速正常。
 4. 双侧股动脉内未见斑块形成。
 5. 双侧腘动脉内血流峰值流速正常。
 6. 双侧腘动脉内未见斑块形成。
 7. 双侧足背动脉内血流峰值流速正常。
 8. 双侧足背动脉内未见斑块形成。
 9. 肝未见明显异常
 10. 胰腺未见明显异常

元　　签名：

本报告仅供临床医生参考

日期：2008-12-2 10:30:17

治療10次後：完全恢復正常

97

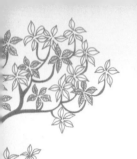

高血壓與心、腦血管病變

高血壓是公認引發腦中風、心肌梗塞與猝死的最重要的危險因子。高血壓的患病率，隨著年齡增長而增加，50歲高血壓的患病率約20%、60歲約30%、70歲約40%、80歲約60%，因此心、腦血管發病率也隨之升高。高血壓初期，一般沒有明顯症狀，然而它卻無聲無息地損害心、腦血管，以及人體其他組織器官，具有「沉默殺手」的稱號。

悄悄形成的高血壓

高血壓導因於「缺氧」的問題，當某器官細胞因血管硬化狹窄或其他因素，造成器官細胞供血不足與缺氧的狀態，人體內的血管壁和心臟對血液施加更大壓力（高血壓）。久而久之，過度增加心臟和血管的負荷，損害了血管內皮組織與自製「NO」的功能，最後引發心、腦血管「惡性循環」的病變。

此外，當體內的循環激素如「血管緊張肽」、「腎上腺素」等濃度過高，也可能導致高血壓。在緊急或緊張與壓力情況下，人體透過循環激素調整器官功能，如果這些「應急」的激素持續不斷增加，最後引起動脈血管的收縮與痙攣，致使血壓飆升。此外，這些激素也會促使血管產生自由基團，因此加重損害血管內皮組織，降低「NO」的自製功能，造成動脈血管粥狀硬化及狹窄，導致器官細胞供血更加不足。當這些器官細胞於缺氧狀態下，人體會自動分泌更多循環激素應急，以致高血壓現象陷入無止境的惡性循環中。

今日的醫學將「高血壓」宣導成一種病，其實「高血壓是一個現象，不應視為病」，它是一種反應人體某個部位供血不足與缺氧

的現象，就像細菌入侵時會發燒、鼻子過敏時會流鼻水、沙子進了眼睛會流淚，是人體自我防衛的本能。

醫生深知「發燒」是一種身體的預警現象，只用退燒藥劑來壓制發燒，無疑是掩耳盜鈴的行為。退燒不是治療的第一順位，首要之務是找出病因，除非兒童，擔心發燒太高可能傷及尚未發育完全的腦細胞外，其他病人都不可先退燒。醫學院教授們甚至一再強調，如果採用這種治療方法與行為，就沒有資格當醫生。

面對高血壓的治療態度，應該就像處理發燒一樣，但是沒有任何心、腦血管專家，出來教育大眾高血壓的正確認知，任其隨波逐流、以訛傳訛，最後連這些專家也陷入迷惘，專注於血壓的高低而忽略根本原因，一昧以降血壓藥控制血壓，有如以退燒藥直接退燒般不可取，也違反了醫生的治療原則。

高血壓與血液循環

血液循環不良是引起高血壓的主要因素，當血液循環不順暢時，心臟、血管不得不加強收縮，滿足人體內各器官細胞的供血、供氧需要，結果就產生「高血壓」現象。至於，造成血液循環不良的因素如下：

1.紅血球細胞粘集（圖1）：

帶氧量的紅血球表面積不足，血液中含氧量不夠，心臟只好增加收縮壓力，提高各器官細胞的血液及氧的配送，最後演變成高血壓現象。然而，大部分心腦血管專家都忽略了這個問題，其實只要解決紅血球粘集的問題（如紅血球細胞膜表面負電位不足），血壓自動恢復正常。

2.血球粘稠度增加：

當血液中血脂過高、血糖過高、雜質結晶過多等因素，都會引起血液粘稠度增加，使得流速相對減慢，心臟強力收縮推動血液，造成高血壓現象。這個因素常常被心腦血管專家疏忽，這也是糖尿病經常引發心臟病的重要因素之一。

3.血管壁狹窄：

血管壁出現粥狀斑塊的堆積，引起管徑狹窄、血管硬化，而減低收縮與舒張的彈性。一方面血流量減少，另一方面減弱了心臟及主動脈弓的共振諧調，為了調整這不正常的血流現象，心臟需要增加壓力而變成高血壓。

4.血管阻塞：

血管壁粥狀斑塊阻塞時，使某部位血管管徑更為狹窄，容易造成血栓引起中風、心肌梗塞或猝死。為了暢通血管阻塞，心臟不斷增加收縮壓力，自然就產生高血壓現象了。

5.動脈血管瘤：

血管壁的肌層與內皮組織之間，受到血脂、血栓及泡沫白血球等雜質嚴重侵潤，甚至破壞血管壁形成「血管瘤」，失去與心臟的共振協調。為了增加共振協調，心臟只好增強收縮壓力，這種惡性循環也會引起血壓升高，最後導致血管瘤破裂，引發猝死等危險病症。

控制高血壓，唯一合理性，即避免動脈血管瘤破裂。但是，為了預防血管瘤破裂，一律以降血壓方式治療所有病人，卻忽略引起高血壓現象的其他因素，可能造成人體內各器官細胞，更得不到足夠的血液及氧氣，反而引發這些器官細胞的病變。所以，單用降壓藥治

療高血壓，並不恰當、也不合理。

6.共振不協調：

根據王唯工博士的首創理論，心臟、主動脈弓、各個器官細胞及經絡系統之間的共振不協調，將導致供血不足、供氧不夠，讓心臟不得不增加收縮馬力，繼而出現高血壓現象。

7.血液回流功能不足：

中醫所說的「腎氣不足」及「腎陽虛」現象，是血液淤積人體遠端，例如腳部血液回流不順暢時，不僅會形成浮腫，還會引起心臟輸送量不足，造成心臟「空轉」，器官細胞供血、供氧不足更為嚴重，心臟額外加壓收縮，因而出現高血壓。根據王唯工博士的理論，這種現象，只要補腎氣及腎陽即能治療高血壓。

醫生開降血壓藥前，或病人服用降壓藥時，應該先瞭解血壓升高的原因。如果是為了解決各器官細胞的「缺氧」需要，血壓偶而升高些也無妨，高血壓現象只要解決血液循環不良的因素，根本不需要降血壓，也不必控制，自然恢復正常。除非是動脈血管瘤的病人，才需要馬上降血壓，其他情況何必斤斤計較血壓的高低？

另有一說，降血壓或控制高血壓，是為了避免心臟負荷過重及引起心臟衰竭。然而，從高血壓症狀出現到引發心臟衰竭，平均至少十五年以上，「降血壓避免心臟衰竭」的說法，似乎有些牽強。所以試圖解決與減輕以上種種引起心臟負荷過重的原因，才是當務之急。

高血壓如何控制？

高血壓已經是人類一種常見的現象，尤其邁入中年之後，十之八九的人都有高血壓，沒有高血壓現象的人，反而成為異類。現在，

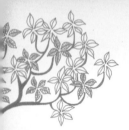

罹患高血壓的年齡層，甚至出現往下調降的趨勢，許多人三、四十歲即發生高血壓。高血壓的病因，多半歸因於遺傳基因或血管硬化，醫生試圖以各種降壓藥控制病人的高血壓，不論是醫生或病人，都以控制血壓於標準值（140/90mmhg）左右為最高準則，這到底是否正確？雖然我不是心血管科的專業醫生，但總是覺得這樣不太妥當。

舉例來說，居住於十層樓高，因為原廠的水管品質不良（遺傳基因不良）或後天失於維修保養，水管生銹、雜物附著而引起局部阻塞與狹窄（粥狀斑塊阻塞），日常生活用水無法輸送上去造成缺水（缺血、缺氧），為了解決十樓的缺水問題，便提高馬達的運轉，以更大的水壓（高血壓）將水送上十層樓。

當馬達加倍運轉，便逐漸出現過熱、噪音……等現象（高血壓的頭暈、心悸、胸悶症狀），為了預防馬達燒壞（心臟衰竭）或水壓太大，導致生銹水管的爆裂（血管瘤破裂，引起腦部或其他部位的大出血），採用各種方法降低馬達運轉的速度、水壓的大小（降血壓藥的控制）。結果，馬達降溫了，水壓也不大了（血壓控制下來），是否解決了所有問題呢？

十樓仍然缺乏日常生活用水，這些居民（器官細胞）生活環境的品質會好嗎？廁所惡臭、廚房髒亂、無法洗澡，而且根本沒水可喝，這樣你還能繼續生活嗎？（器官細胞能正常運作、正常生存嗎？）

假如今天找來一位水電工（心、腦血管專家），如此這般幫我們解決缺水問題，你會滿意嗎？大家都知道問題出在水管生銹、雜物附著與阻塞，但水管管線都埋在大樓結構體裡面，而且錯綜複雜的無法全面更新或清理。到底該怎麼辦呢？

假如這位水電工（心、腦血管專家）的處理原則與方法如下：

▲既然水管生銹、破裂了，就從附近挖牆進去修補，或更換那一段（腦部或其他部位血管瘤破裂大出血的外科手術）。

▲某段水管整個被雜物阻塞，造成十樓完全斷水時，便從附近挖牆進去清理，或撐起內管壓縮這些雜物，讓水暫時部分通過（心血管的支架手術）。如果新的雜物、垃圾再堆積，就再挖牆進去清理及撐起內管（一再加裝心血管支架）。

▲當整層十樓變得髒亂、不適合居住時（器官壞死、衰竭），全部打掉重新裝潢（器官移植）。不過，若以大樓的壽命計算，只要更換這一次裝潢（器官移植），大樓年限也已屆滿，到了不得不報廢的階段了（人的生命大限也已到來）。目前的水電工（心、腦血管專家）不認為這些更嚴重缺水的問題（缺血、缺氧），是降壓（降血壓藥）所造成的，而是十樓住戶保養不良而毀壞，當然，更不是降低馬達運轉及降低水壓（控制高血壓）的責任與失誤。倘若，你、我就在如此的水電工（心、腦血管專家醫生）整修下存活，你會滿意嗎？這些自詡為主流派的水電工，還會沾沾自喜這樣的「傑作」嗎？

或許，有些主流的專業水電工會反駁：「我已經奉勸各位住戶不要再亂丟垃圾於水源（少吃飽和脂肪食物，多吃蔬果，飲食要清淡），有空時多搖一搖水管（適當有氧運動）來幫助水管通暢。況且我已經疏通過水管了（給予降低雜物阻塞的阿斯匹林或毒蛇血清，以及降血脂的藥）。」這些方法，似乎稍微有所幫助，但對於太大或附著太厚的雜物則效果不彰。當然，主流專家可能還會反問「不按照醫

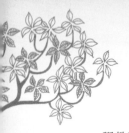

學教科書的治療原則處理，難道還有什麼其他方法嗎？」

另類降壓法

有一群「另類」水電工，以「另類」思維看待高水壓。當他們發現高水壓（高血壓），並沒有急於做降水壓的處理，而是擬訂引起高水壓的種種可能性，一一予以檢查與排除，仔細尋找主要因素再做處置。在主流水電工的「正規」思維中，不包括這些「另類」思維，因此沒有相關的檢查工具，所以在處理另類因素時，只得採取或借助「另類」的方法。

其實，對於一般病人來說，不管專家採取什麼方法，是主流、還是不入流或另類，只要真正讓他活得愉快與健康，而且沒有副作用或最少副作用的方法，就是主流。

1.外在污染環境的管理：

透過調整飲食習慣及注重食物品質，可控制外在污染，一般採用清淡蔬果為主的方法，至於選擇生機飲食療法、天然有機食品……等，則是較積極的作法。然而，這些療法只是間接解決內在的環境問題而已，若過於誇大效果，可能會產生「搬石頭砸自己腳」的現象。

2.內在污染環境的處理：

「羅馬不是一天造成的」，內在環境的污染不是幾天或幾個月所造成的，美食就往嘴裡塞，哪怕是「垃圾」成分或有害身體健康的食物，先滿足了口福再說。歷經數十年後，血管壁因垃圾淤積逐漸嚴重，終於引發血管硬化與高血壓現象，全身各器官的供血與供氧都受到影響，因此產生糖尿病、脂肪肝、痛風、心臟病、腸胃潰瘍、老人癡呆等各種疾病。

　　內在環境的嚴重污染如何處理？經由親友介紹或醫生推薦，採用降血脂、降膽固醇、降三酸甘油脂的藥品與保健食品，以及阿斯匹林的抗凝集方法，透過口服吸收再進到血液，再對血管壁產生作用。但是，到底能產生多大的效果，能在短短數個月內，把數十年的淤積完全清理乾淨嗎？

　　驗血時發現膽固醇、三酸甘油脂、血黏度、血脂下降了，並不代表效果很好，雜質完全清理了（這是目前大部分人的認知），因為這些只是血液中的游離分子，很容易分解及降低。但是，沉澱於血管壁的淤積，可沒那麼容易排除，除了檢驗血液中的「垃圾」含量是否降低外，還應該進行「另類」專業的檢查，如：垃圾的結晶是否變小？血管壁的管徑是否變大？粥狀斑塊是否變小或消失？那才是真正有效果的指標。

　　到底還有什麼方法，可以快速清除血管淤積及粥狀斑塊阻塞。採用手術清理嗎？這根本不可能。因為全身血管長達近十萬英里，像網路一樣密布於人體，又如何下手開刀清理？

　　十多年的臨床經驗發現，一種爭議已久的另類療法——螯合療法（Chelation），它是一種自癒作用療法，具有降低血脂、清除淤積與斑塊、幫助血管恢復彈性等功效。目前，應用於心血管疾病的螯合療法配方中，如. VitBC、VitB1、VitB6、VitB5、鋅、鎂、鉀、鈉及丹參、生脈飲中藥注射液……等成分，可以在不傷害血管內皮細胞等正常組織下，快速地消除膽固醇、三酸甘油脂、血脂的大結晶，並且清除血管壁的粥狀斑塊。

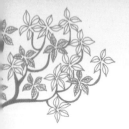
真實案例二：

　　治療前，徐先生的檢驗報告中，有膽固醇、三酸甘油脂等雜質的大結晶及頸總動脈粥狀斑塊，於是採用「改良式螯合療法」及「綠能整合療法」，提供人體血管內皮組織適當的營養、能量與訊息。經過10天治療，大結晶成為細小顆粒，頸總動脈斑塊已經清除，左側血流速及血流量進步2倍，恢復正常。右側雖未完全正常，但也進步了80%。（如下圖表）

	治療前		10天	治療後	
	左	右		左	右
粥狀斑塊：	（4.1X0.3mm³）	（4.5X0.7mm³）	⟶	消失	消失
血流速：	（0.719m/s）	（0.762m/s）	⟶	（1.343m/s）	（1.291m/s）
血流量：	（1.34L/min）	（1.41L/min）	⟶	（2.43L/min）	（1.96L/min）

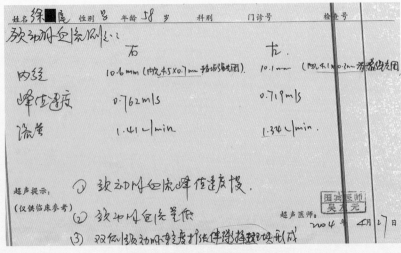

治療前：左右頸總動脈粥狀斑塊

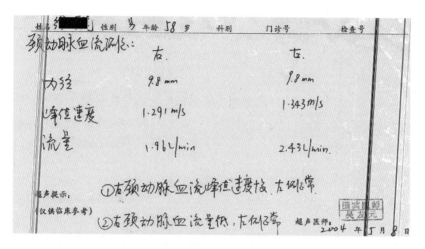

治療後：斑塊消失，恢復正常

高血壓的另類認知與防治

　　高血壓的治療方法眾多，主流西醫有琳琅滿目的降壓藥，中醫藥方、坊間秘方及草藥更是不及備載，甚至還有許許多多植物與蔬菜的食譜療法。但是，大都圍繞在降血壓這個框框的迷思中。

　　近年來，許多心血管專家採用飲食療法、運動療法、營養保健品和藥物的綜合療法，雖然看似有些效果，然而，心、腦血管病變仍占人類十大死亡率的首位，每年進行心血管支架手術高達九十萬人次以上。因此，大家對於防治高血壓，應該有正確的認知：

　　▲高血壓不是「病」，而是一種「現象」，高血壓是人體反應某些器官組織缺血、缺氧的現象，它是一種症狀。除非體內有動脈血管瘤的跡象，或心臟肥大與衰竭的病症，才必須馬上降血壓，以防動脈血管瘤破裂，否則不應該急於降血壓。有良知的醫護人員，應該同意這個觀點。

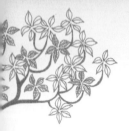

▲人體腦部或體內器官容易發生動脈血管瘤的部位，經由主流西醫的CT或磁核共振電腦掃描檢查，若有動脈血管瘤應馬上給予降壓藥，並治療動脈血管瘤，以防治「再發生」。

▲以「主流西醫」物質觀配合「能量訊息醫學」能量觀，徹底瞭解體內哪些部位器官組織缺血與缺氧，針對形成的因素與病因來調整與治療，並解決器官組織的缺氧問題，才是治療高血壓症的根本之道。

▲治療時，先考慮主流西醫的所有方式，無法解決引起高血壓的因素時，應當配合其他醫學方法如中國醫學、能量訊息醫學及其他另類醫學，甚至配合宗教醫學的心靈禪定療法，降低人體內在的心靈壓力，鬆弛全身肌肉與血管。經由臨床多年的心得發現，許多「這種不直接降血壓，反而治癒了高血壓」的玄奇療效案例。

▲預防高血壓現象再度發生，除了主流西醫的預防方法例如注意飲食、適當運動及減少工作壓力外，坊間許多自然療法、另類療法以及五花八門的祕方都可以列入參考。最重要的是，選擇一種適合自己的方式，持之以恆的執行。

▲將汽車定期保養的觀念，應用在人體的健康保養。人體血液可以視為汽車機油，當汽車使用率高、里程數多，則機油容易耗損而變得髒與稠，必須勤加更換清理，否則將阻塞發動機及油的管路。同樣的，當我們大魚大肉的享受，運動少且工作壓力大時，血液中膽固醇、三酸甘油脂、糖分……等雜質將增高，血球與血液的動力不足，導致流速遲緩與血球黏集，必須加以有效清理與保養——例如「綠能整合療法」。

▲在十幾年的臨床經驗中，發現一種「綠能整合醫學」的保養治療

方法，整合主流西醫、中醫針灸與聲、光與電磁場的能量訊息療法，以及補充維生素與微量元素的螯合療法，含括自然療法及其他另類療法。「綠能整合療法」對人體血液中與附著血管壁的淤積雜質及斑塊，能產生理想的自癒作用，有效地逆轉血液的「惡性循環」，預防許多慢性病以及心、腦血管病變，甚至「猝死」的發生。

▲公共衛生的宣導，除了教育民眾關心血壓高低，應加強對於頸總動脈「血流量、血流速、粥狀斑塊大小」，以及膽固醇、血小板、血脂斑塊體積大小的認知，隨時瞭解自身體內，心、腦血管病變的危機性。

人人具有以上的正確認知，永保「中風或心肌梗塞」不再降臨，就可以跟「猝死」說「NO」了。

肥胖與心、腦血管病變

以往令人垂涎三尺的美食，如今變成疾病和短命的代名詞，引發的心、腦血管疾病正在急劇增加。食物含太多飽和脂肪如豬肉、牛肉，而缺少植物纖維如青菜、水果和 ω-3脂肪酸的魚類時，容易引起血脂不正常或高血壓現象。雖然，體重過重不是主要的危險因子，但肥胖往往容易產生高血壓、高血脂、高血糖以及尿酸過高等危險因子，這些因子都伴隨著高葡萄糖和胰島素抵抗、高三酸甘油脂和低有益膽固醇等一系列損傷血管內皮組織的因素。脂肪攝取量越多，腦中風發病率癒高，而且在腦中風案例中，肥胖者其死亡率也較高，因此必須注意飲食、適當運動，以維持理想體重。

肥胖症的身體品質指數（Boby MassIndex, BMI）之定義：

即BMI＝體重（Kg）÷身高（㎡）。

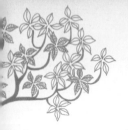

東方人參考日本所做的指標分為：

▲BMI少於18.5，則為體重過輕。

▲BMI正常值為18.5～24.9。

▲肥胖前期為24.9～29.9。

▲肥胖為30～34.9。

據研究，BMI大於23，即可能引起糖尿病或新陳代謝症候群的危險性。肥胖症的人容易產生高血壓及心、腦血管病變，其部分原因是交感神經作用增強，刺激了RAS系統，導致鹽分存留在體內，促使血壓升高，增加心臟負荷，引起心肌肥大。

胖肚短命的危機

2009年11月11日，中國時報刊出「胖肚短命」一文，專家建議「腰圍尺寸」應列入體檢與門診項目。因為大部分肥胖者多半擁有「胖肚」，而肥胖又與新陳代謝症候群中的三高——高血脂、高血糖、高血壓有著密切關係。

根據研究，肥胖症約為人口12～15%。由於肥胖症成年人的第二型糖尿病，及高血壓的增加，新陳代謝症候群已成防治為心、腦血管病變的一大課題。因此臺灣民間俗稱「胖肚短命」，自有其道理。

然而，不肥胖、不胖肚就不會產生心、腦血管病變嗎？那就大錯特錯，多少瘦子有脂肪肝？瘦瘦的身子，同樣可能有三高——高血壓、高血糖、高血脂的病變。專家研究發現，心、腦血管病變的主因在於，血管內皮細胞受損而不能自製「NO」，引起粥狀斑塊阻塞血管。除了肥胖之外，還有許多因素會損害血管內皮細胞，引起心、腦血管病變。

我本身即肥胖體型，身高176公分、體重95公斤，腰圍接近150cm的胖肚，BMI=95÷（1.76㎡）=31.7，標準的肥胖型。如今年過六十，還有父親於二十多年前，因中風過世的家族病史，可是經由定期「綠能整合療法」的保養，竟然還沒有出現高血壓、高血糖及脂肪肝（曾經以超音波檢查出脂肪肝，但經由整合治療即恢復正常）。

醫學院的同學相聚，幾乎沒有一位能夠跳脫三高的「魔掌」，不是高血壓就是糖尿病或尿酸過高，同時兼備兩種病症者更多。各個都是學有專精的醫生，結果「自身難保」，這是什麼道理？反而身為胖子的我，卻倖免「中獎」，為何如此？唯一的差別，在於我採信了物質觀醫學之外的能量訊息觀醫學，經常以「綠能整合療法」定期保養。

在三高的魔掌下

其實，醫學研究已經證明，動脈粥狀硬化與心、腦血管病變之間關係密切，在中老年群體中尤其明顯。高血脂、高膽固醇常引起血液黏稠度增高，血管直徑變小，血管壁失去彈性，血流速度緩慢，因而容易形成血栓，最終導致血管壁增厚變硬，形成動脈粥狀硬化斑塊。當體內血液中出現大結晶體積的脂質斑塊或血小板，一旦堵住了心、腦動脈血管時，心臟因此得不到充足的血液供應，從而引發心臟缺氧、心悸、心肌痙攣、心絞痛或心肌梗塞。

當腦部血管也因此供血、供氧不足，輕者引起癡呆症、健忘症、巴金氏症，或引發精神情緒病症，如失眠、憂鬱，焦慮、躁鬱和精神分裂症，嚴重的則引發腦梗塞、腦中風，或血管破裂引起腦溢血，甚至「猝死」。

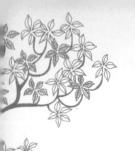

吸煙與心、腦血管病變

抽煙是引起心、腦血管病變的「危險因子」之一，對人體造成的傷害，主要是引起肺部疾病、癌症，以及動脈血管硬化等心、腦血管疾病。抽煙的危險性與量有關，研究顯示，抽煙者罹患心肌梗塞是不抽煙者的1.7倍，中年人每天抽煙超過一包，心肌梗塞的危險性增加2.5倍。每天抽煙超過25根的女性，心、腦血管疾病的危險性高於5.5倍，發生心肌梗塞是5.6倍，如果合併使用口服避孕藥則暴增至10倍以上，此外，抽煙也會使女性提早停經

一根煙的危險

經由實驗發現，煙草的煙霧中含有4000多種危害血管的物質，其中包括「尼古丁」。經由動物實驗，已經證實尼古丁是破壞內皮細胞的主凶，尼古丁不但會引起血管粥狀硬化斑塊的形成，也會使腫瘤生長更加快速與惡化。

尼古丁還會刺激腎上腺荷爾蒙分泌，引起心跳加速、升高血壓，增加血管壁的張力。每天只抽兩根煙，所含尼古丁便足以使人體內的血小板凝集超過一百倍，容易導致血栓的形成，最後引起動脈血管硬與阻塞。尼古丁還會刺激交感神經系統，引發血脂肪與極低密度膽固醇（VLDL）的增加，並抑制分泌代謝脂肪的酵素，促使血液中的三酸甘油脂升高。

最為嚴重的是，血液中好膽固醇的減少；吸煙量越大，危險性越大，隨著吸煙量的增加，引發中風、心肌梗塞與猝死的危險性也增加。停止抽煙後，好膽固醇會逐漸上升，血管硬化也能慢慢恢復，如果停止抽煙達2年，危險性會明顯降低，若停煙5年則和不抽煙的人一樣。

根據專家研究，剛抽完煙15分鐘後，人體的交感神經馬上增強活動，引起心跳加快及血壓升高，增加心臟搏出量與心肌耗氧量，動脈血管受到刺激而不斷收縮，導致動脈血管的彈性不佳，一旦發生心、腦血管病變，容易引發心肌缺氧。研究還發現，煙裡含有3%～6%的一氧化碳，一氧化碳與紅血球結合，造成血液的含氧量減低，結果對血管硬化的病變更加不利。

香煙中所含的「焦油和亞硝胺」，會使人體內組織細胞不正常的生長，可能導致肺氣腫甚致肺癌，但更多是導致動脈血管損傷和動脈粥狀硬化斑塊的形成，以及突發心、腦血管疾病而「猝死」。

此外，吸煙也會直接產生自由基，吸食一根香煙時，就像開了一座化工廠，它會產生數以千計的化合物，除了焦油和煙鹼外，還存在最大、最難以控制的多種「自由基」。最新研究證明，吸煙中「自由基」的危害遠遠大於煙鹼（尼古丁），有的自由基可以濾嘴清除，但還有很多自由基無法被過濾清除。自由基的存活時間僅僅10秒，但吸入人體後，就會立刻直接或間接損傷人體的細胞膜，或直接與基因結合，導致細胞的病變轉化，引起肺氣腫、肺癌、肺間質纖維化等一系列與吸煙相關的疾病。

專家研究發現，香煙中的「一氧化碳、鎘」將引起動脈血管的損害，而所增加的自由基團，也會減少血管內皮組織中的「NO」自製功能，反而增加ADMA的產生，形成以下的惡性循環——血管內皮細胞不能產生更多「NO」，來彌補被香煙中一氧化碳及自由基所破壞與分解的「NO」，造成血管粥狀硬化、升高血壓和心律，以及動脈狹窄而減少心臟及腦部的供氧量。當吸煙而缺氧時，血小板變得更加黏著，並容易形成血栓與斑塊，阻塞心、腦血管。

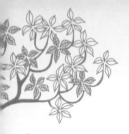

　　長期抽煙會增加凝血酵素的活性，提高血栓形成的機率，而血栓是引發心肌梗塞及腦中風的重要因素。抽煙也會增加血液粘度，促使紅血球的聚集凝結，減少攜氧表面積，並增加纖維素原及第七凝血因子的分泌，這兩因素也是心、腦血管病變的重要危險因子。

　　專家學者研究顯示：凡有心、腦血管疾病又抽煙的病人，心肌缺氧的機率比不抽煙者高33%，引起「猝死」的機率是正常人的六倍，至於抽煙，卻沒有併發任何心、腦血管病變的人，「猝死」的機率仍是正常人的兩倍。依據研究，抽煙還會降低心絞痛藥物的治療效果，而曾經罹患心肌梗塞仍繼續抽煙的人，再復發第二次梗塞的機率，比戒煙者高出四倍。

　　從猝死者的病理解剖發現，抽煙者的腦部血管硬化病變明顯增加。如果以雙胞胎來分析：一個抽煙，另一個不抽，抽煙者的頸部動脈硬化的機率高出3.2倍，並降低腦部血流量及供氧量。

　　抽煙也是引起下肢周邊血管疾病的重要危險因子，如果每天抽半包煙以上，下肢截肢的機率比沒抽煙者兩倍，引起腹主動脈瘤破裂的死亡機率多一倍。

二手煙的傷害

　　人人都知道二手煙對人體的傷害，美國加州大學三藩市分院的威廉·帕姆利博士研究證實，二手煙會引起與一手煙相同的血管內皮組織損傷。二手煙會降低心臟功能，增加血液中一氧化碳含量及心肌耗氧量，引起心絞痛；二手煙還會使壞膽固醇等血脂異常升高，血球凝固，血粘稠度增加，以及血栓的形成，造成心肌梗塞與腦中風，甚至猝死。

　　一支燃燒的煙就象一座小化工廠，吸煙中自由基對人體的危害遠遠大於尼古丁，也遠遠大於焦油。吸煙產生的自由基，有些不能被濾嘴清除，隨煙霧飄散在空氣中，成為「二手煙」的自由基危害。科學家們從吸煙霧氣中，發現了一氧化碳、二氧化碳、烷基和烷氧基等多種有害人體健康的自由基，雖然這些自由基的壽命非常短，卻具有莫大的傷害性。

　　科學研究人員發現，小白鼠處於吸煙煙霧中的細胞死亡率，比生活在清潔新鮮空氣中的小白鼠明顯增高，原因在於煙霧中的自由基。當自由基進入小白鼠體內後，一方面使細胞膜中的不飽和脂肪酸過度氧化，因而破壞細胞膜的結構；另一方面，還產生新的脂類自由基，經由這種自由基的惡性連鎖反應，使器官細胞的損傷逐步擴大與積累，終於導致病變與死亡。

　　由此可見，炒菜產生的油煙、汽車排氣、工業廢氣和核污染等等，人類生活中製造出來的自由基，以及吸煙與二手煙中的自由基，同樣對人體器官細胞產生破壞作用。除了直接損傷細胞膜外，惡性連鎖反應還會導致人體基因的突變或細胞死亡，引起呼吸系統、心腦血管系統等一系列嚴重疾病和癌症。

　　常聽病人訴說，煙戒了為何仍然血管狹窄，引發腦梗塞中風、心肌梗塞或下肢壞死而需要截肢？香煙會引發血管收縮及狹窄是絕對正確事實，但是並非唯一的因子。不戒煙必然加重血管狹窄的機率；但戒了煙並不代表血管不再狹窄，或血管一定恢復正常，戒煙僅是防止心、腦血管病變惡化的「輔助」方法，並非絕對的防治方法。

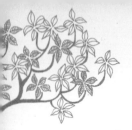

生活、情緒、壓力與心、腦血管病變

「樂極生悲」或「氣死人」的事件，經常出現於日常生活之中，這是為什麼？因為情緒緊張與壓力也會引起血管內皮組織受損。如同人體肌肉一樣，動脈血管也受神經系統所調控而收縮或擴張，當高興、興奮、生氣、恐懼、焦慮和緊張時，血管的神經纖維會被啟動，釋放腎上腺素類「應急激素」進入血管壁，引起血管的收縮與痙攣。

情緒過度激動而死

當憤怒、興奮或其他強烈的情緒波動，腎上腺素並且會提高血液的凝固力，因而容易形成血栓，促使血管更加狹窄與阻塞。此時，再加上血液中大體積結晶的膽固醇、血小板、脂肪斑塊（圖2、3、4）的突然梗塞而致命。

這現象正可以解釋，為什麼當血管因粥狀斑塊阻塞而狹窄時，一旦情緒的激烈變化，便刺激血管的神經而引起血管收縮，因為血管更加狹窄，腦部及心肌供血就更不足而嚴重缺氧，引發中風、心絞痛、心肌梗塞等病症或「猝死」。

專家研究證實，副交感神經具有降低心律、鬆弛和擴張血管的作用。顯然，副交感神經對冠狀動脈和心、腦血管病變，可以發揮相當大的輔助作用。許多緩慢的運動，如太極拳、瑜珈、有氧運動及舞蹈，都可舒解情緒緊張、鬆弛精神壓力。因此，減少情緒緊張與增加抗壓的耐力，就是促使副交感神經發揮更大作用。

過度勞累而死

一般認為「過勞死」是因為太勞動、太操勞而致死，事實上，「過勞死」的「勞」，不是勞動而是「勞心」。勞動是體能上的運

動，比較不會引起致命；如果致命則是其他原因引起。然而，上班族的「勞心」是運動不足，加上情緒壓力的影響。

專家統計發現，經常坐著不動的白領階級，心臟病或中風的發病率，是經常勞動者的兩倍。每天鍛煉身體則有益於心、腦血管內皮組織的健康，有氧運動能夠減少血液中的「有害膽固醇」，並增加「有益膽固醇」，降低血糖、減少應急激素（腎上腺素）及血管緊張肽的分泌，因此降低心律和血壓，並減輕體重。同時增加了SOD（超氧化物岐化酶）分泌，可消除人體內的自由基團，有益於血管內皮組織和血管本身的復原。反之，則可能致命！

基因與心、腦血管病變

心臟病最不能掌控的因子就是家族基因，不幸的，凡是有心、腦血管病變家族史的後代，也容易發生相同的疾病。

「基因」的研究，是當今一門相當熱門的醫學研究課題。尤其是高血壓、糖尿病、心臟病、癌症…等十大死因的病症，專家發現這些疾病多少與家族基因具有密切關聯，企圖經由基因的DNA來調整與改造，促使具有病變家族史的人，能免於「基因的魔咒」——代代相傳，人人自危的「家族性遺傳病變」。

心、腦血管病變遺傳基因：

凡是有動脈粥狀硬化斑塊的家族史的病人，應該檢查血液中「同型半胱氨酸」和「脂蛋白（a）」的濃度，這是已知的心、腦血管病變的遺傳基因。

1.脂蛋白（a）：

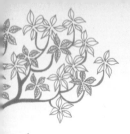

　　一種與低密度脂蛋白膽固醇LDL（壞膽固醇）類似的物質，它的黏附性更強，導致血管更容易形成血栓和粥狀斑塊。高脂蛋白（a）需用大劑量煙酸和抗氧化劑予以治療，抑制素雖然不能降低高脂蛋白（a），但可以經由降低壞膽固醇，間接減少脂蛋白（a）的危害。

2.「同型半胱氨酸」：

　　同型半胱氨酸來源於蛋氨酸，是一種被轉化過的的氨基酸，人體可以自行產生蛋氨酸，也可以透過攝取的蛋白質而獲得蛋氨酸。在血管內皮細胞的組織化學反應中，蛋氨酸被轉化成同型半胱氨酸，但是過高濃度的同型半胱氨酸，反而會損傷血管內皮細胞。同型半胱氨酸濃度升高，最常見於維生素B群缺乏症，所以補充維生素B群，可以降低血液中同型半胱氨酸的濃度。左旋精氨酸或抗氧化劑也可以逆轉，被同型半胱氨酸所損傷的血管內皮細胞。

　　此外，依據多年的臨床經驗，凡是有心、腦血管病變家族史的人，在恢復以後，應該進行血液「膽固醇、血小板及脂質結晶體積大小的檢測」。有些人的膽固醇、三酸甘油脂血液濃度並不高，但常因其結晶體積太大，引起中風、心肌梗塞或猝死。這些脂質結晶體積的大小，可能決定於家族基因問題的影響。

遺傳基因不是遺傳疾病

　　在臨床門診中，許多病人相當擔憂與恐慌自己的家族性疾病，也有些無奈的「認命」！如能研發出「改造基因」的好辦法，將造福世人免於天生病變的陰影。近年來，國際學術上經常出現「基因」調整與改造的研究報告，但至今仍未探索出「理想且有效的改造方法」。

　　然而，「基因改造」卻存在著盲點。慢性長期病症如高血壓、糖

尿病、心腦血管疾病、猝死以及癌症等案例，都與家族基因相關。我們經常發現，同一家族發生同一病症的機率非常高，然而這些慢性病是一種家族性的基因遺傳，並不是疾病遺傳，二者有所不同。

遺傳疾病是生下來即遺傳上一代的疾病；基因遺傳，是器官細胞的基因對某種疾病的「防禦能力」較弱，如具有「肺癌」或「心、腦血管病變」的家族史者，其肺部細胞基因對於種種「致癌因素」的防禦力不足，很容易受「致癌物」影響，引起肺細胞「癌變」。

例如，前法務部長陳定南先生，一生潔癖，從不抽煙及二手煙，卻得了「肺癌」，令人訝異不已；其實，原因在於肺細胞基因，對任何空氣之污染的致癌防禦力不足。同樣道理，心、腦血管病變如高血壓、中風、腦溢血、心肌梗塞以及猝死，容易發生於心、腦血管內皮細胞基因比較弱的家族，因此容易被以下種種因子所損傷如：飲食不正常引起高膽固醇、高血脂、高血粘度，以及好逸惡勞、抽煙等不良生活習慣因子。這些因子破壞血管內皮細胞自製「NO」的功能，引發「心、腦動脈血管粥狀斑塊阻塞、硬化病變」的惡性循環，最後導致中風、腦溢血、心肌梗塞與猝死。

維護綠能生存環境

從以上得知，引發慢性長期病症，除了器官細胞的基因問題外，人體內器官細胞周圍的生存環境，也是相當重要的影響因素。簡單說，單純解決了「基因問題」，而未同時解決「致癌環境」，或「引發心、腦血管病變的因子」等細胞生存環境，也無法「理想有效」的防治這些人類十大死因疾病。因此，熱衷於人體器官細胞「基因」研究的專家，應同時探索如何維護「人體器官細胞的綠能生存環境」。

實際上，「人體細胞的綠能生存環境」比「人體細胞基因」，對

於是否致癌、癌變，或引發高血壓、糖尿病、中風、腦溢血、心肌梗塞及猝死，更為重要而且影響深遠。如果細胞基因不良，但是細胞生存空間良好——「內在綠能環境」，該細胞也不至於引發癌變或心、腦血管病變；如果天生基因或後天改造的基因再優良，但是外在生存環境不好——空氣污染、水源污染、飲食污染、生活不正常，引起人體內器官細胞的內在生存環境不良，細胞同樣也會產生癌變與病變。

當今，許多小孩愛吃漢堡、炸薯條等「垃圾速食」，結果多數於十歲左右即引發「脂肪肝」、「血管粥狀硬化」，基因再怎麼好，再過十年難保心、腦血管疾病不上身。當然，人體細胞的內外在生存環境不好，再加上先天基因不良，家族性的疾病一定如宿命般地降臨。

真實案例：

在昆山，有位知名的室內設計師袁先生，具有家族性高血壓及心血管疾病史，年僅34歲，已高血壓三年並服藥控制中，但高血壓仍然上上下下極不穩定，經常胸悶、頭暈、全身無勁。回臺灣進行各項檢查，除了血壓高以外，心電圖等其餘檢查報告都是正常。

但是「另類檢測」卻顯示：紅血球嚴重凝集，成為一團一團（圖24-1）。他體內紅血球的生存環境不好，影響氧的結合與供應，導致體內所有器官細胞也處於「缺氧」的不良生存環境，自然出現各式各樣的病症。

為了平衡嚴重缺氧狀態，人體依據本能增加心臟的收縮力，自然就促使血壓升高。所以，袁先生的病「因」，在於紅血球的凝集重疊（血粘度高），胸悶、頭暈、全身無力以及高血壓等症狀都是「果」。如果沒有改善紅血球的生存環境，單純只治療高血壓，服再

多再久的降血壓藥也無濟於事。（許多人，吃一輩子高血壓藥，其中是否有這種可能？）

經由「綠能整合療法」，五天之後的檢測顯示：紅血球完全分散（圖24-2），不再凝集成團；不但胸悶、頭暈、全身無力等疾病消失，高血壓在不服藥情況下，也恢復了正常。從此，袁先生戒煙、盡量茹素、天天早晚慢跑運動，來改善內在、外在生存環境。至今，家族性的高血壓與心血管疾病的宿命，不曾再度出現他的身上。

由此可見，人的基因固然重要，內外在的生存環境，是否「綠能」更為重要！

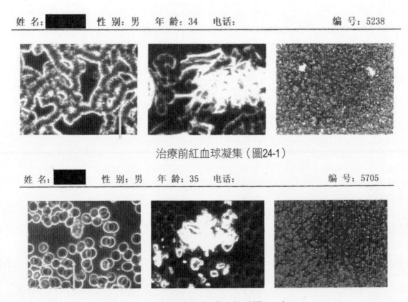

上海望族国宾医疗中心
布康超倍生物显微系统亚健康检测报告

姓名： 性別：男 年齡：34 电话： 编号：5238

治療前紅血球凝集（圖24-1）

姓名： 性別：男 年齡：35 电话： 编号：5705

治療後紅血球分散（圖24-2）

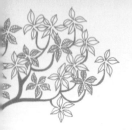

男性、女性機率大不同

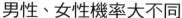

　　一般認為男性患心臟病的危險性比女性更大，時間更慢，不過女性停經後，罹患心臟病的機率與男性不相上下，處於更高危險期。事實上，導致女性死亡的主要原因，並不是乳腺癌、卵巢癌或子宮癌，而是心、腦血管病變的心臟病和腦中風，只是女性比男性患心臟病延遲10年，才會產生女性心臟病和中風機率低的錯覺。值得一提的是，早年發生心臟病（大約50歲之前）的女性，比同齡男性在發作腦中風或心臟病者，更容易造成「猝死」。

　　為什麼停經期後的女性，容易引起心、腦血管病變？主要原因即是「雌性激素」的作用。但對停經期後的婦女使用雌性激素，經過實驗發現，治療效果並不佳。雌性激素對停經期前的婦女，才具有重要的意義，可以使她們比同齡男性的血管內皮細胞產生更多的「NO」，但是隨著停經期的到來，老化的血管內皮細胞失去了這種功能，所以停經期後的女性與同齡男性的血管內皮產生一樣少的「NO」。失去雌性激素促進「NO」自製的保護作用，可能就是婦女在停經期後，死於心臟病和中風開始增加的主因。

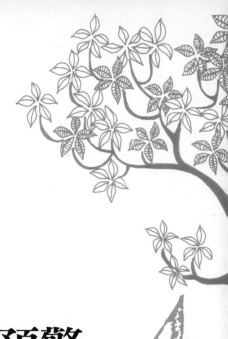

猝死的另類預警

4

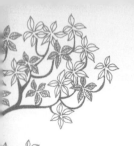

猝死為何難以預警？

如果可以及早獲得心腦血管引發腦中風、腦溢血以及心肌梗塞的危機訊息，將可減少突發的病變，與令人措手不及的猝死危機。每位心、腦血管疾病的專家、醫生與病人，都希望能早期獲得這些危機的預警訊息，然而，如何才能獲得這些寶貴的警訊？

主流西醫的預警檢查

在探索這些警訊之前，回顧一下，主流西醫對心、腦血管病變的預警檢查儀器及方法，並從中瞭解預警檢查的優點與極限。

1.心電圖：

宇宙所有生物及非生物，都是以頻率波動的形態，存在於宇宙能量場之中，人類亦是如此。經由心電圖，人類才真正看清，人體器官活動具有正常規律頻率的波動，若出現不規律的波動，代表發生病變了；正如「腦波」檢測也一樣。

在任何健康檢查中，心電圖都是最常見、最普及的一種心臟檢測儀器，雖然它能捕捉輕微病變的心臟訊息，以及相當嚴重心臟病變的訊息，但是對於偶發或早期的輕微心肌缺氧病變，也就是尚未影響心臟電位及傳導時，心電圖無法呈現出其預警訊息，這是它的極限。因此，才會經常發生「心電圖正常者，突發心臟病而猝死」的現象。

2運動心電圖或24小時心電圖：

這種檢查可以彌補以上常規心電圖的不足，可以偵測心臟於特殊情況下的病變訊息。有些不持續發作的陣發性心律不整，會導致血栓產生或血壓突然下降，引發腦缺血的中風或心肌缺氧的梗塞。

由於高達40%的心、腦血管病變，是冠狀動脈心臟病，因此「運動心電圖」有時也會列為常規檢查。

事實上，許多心、腦血管病變案例，引發猝死之前的24小時心電圖及運動心電圖仍然正常，甚至於做運動心電圖檢測時，發生「猝死」。目前，國際間半數以上的醫院規定，進行運動心電圖檢測時，醫生必須陪同。儘管如此，檢測間突發「猝死」時，一流心、腦血管專家也無以回天，因此許多醫生視「運動心電圖」為畏途或禁區。

為何「運動心電圖」檢測可能發生「猝死」？不曾有醫生提出具體的解釋，至今，主流西醫與大眾仍然談「猝死」即色變，對猝死充滿恐懼與惘然。事實上，這種猝死都是「**膽固醇、血脂、血小板大體積結晶**」惹的禍。

3.心、腦血液動力檢測：

杜普勒超音波的發明，對於人類醫學可說是一大進步。靈感來自海豚、蝙蝠……等動物的超音波（聲納）本能，人類應用於「雷達」偵測，對航海、航空、軍事、醫學…等方面多所貢獻。在醫學上的啟用，讓人們實際目睹心臟的收縮動力狀態，同時偵測心臟與各大動脈之間的血流動力狀態，血流速與血流量的正常與否，還能檢測動脈血管的口徑是否狹窄與阻塞，以預警心、腦血管病變。然而，臨床上也經常出現令人難以捉摸的狀況，例如正常者突發心肌梗塞的猝死，或者嚴重病變者卻安然無恙。常用的心、腦血管動力檢測為：

▲頸總動脈超音波：在診斷嚴重的頸總動脈粥狀斑塊阻塞上，準確度相當高，同時可以檢測每分鐘血流量及每秒血流速，以瞭解腦部供血量及缺氧情況。如果腦部檢查找不出病因，應懷疑是否由心臟所引起，應再為病人安排運動心電

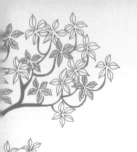

圖及心臟血管核子醫學掃描；若懷疑為冠狀動脈病變時，則加做冠狀動脈攝影。

▲食道超音波：這項檢查能準確地顯示心、腦血管內，有無血塊或是心房中膈缺損，但是過程跟胃鏡檢查一樣令人不舒服，除非必要否則不要隨便檢查。

4.心腦血管的攝影顯像術：

與心導管冠狀動脈攝影一樣，可以精確地顯示每一條血管的狀況，以及當前病變發展的趨勢。經由靜脈注射顯影劑及儀器照相，可以清楚顯示三條心臟冠狀動脈及顱內動脈血管是否狹窄、阻塞，或動脈瘤的形成。但是，這是一項具有侵襲性的檢查，一般不常用於常規檢測，除非出現心、腦血管嚴重病變，或在施行頸總動脈斑塊硬化手術治療前，為了正確定位才會安排。

5.電腦斷層掃描：

在心、腦血管病變發作的急性期，電腦斷層掃描是最重要的檢查，可鑑別腦部的病變。這項檢查可以清楚顯示冠狀動脈的鈣化，也能預測是否容易突發心肌梗塞，但是無法清楚顯示冠狀動脈構造，因此已逐漸被CT取代了。

6.心臟電腦斷層（Cardiac CT）：

這是近年來，相當尖端的醫學檢測儀，比電腦斷層掃描更新穎、更準確、更安全，對於微細組織的顯象非常為敏銳，可以獲得精確的定性與定位，得知病變的嚴重程度，同時清楚地顯現冠狀動脈的狹窄部位，以及冠狀動脈鈣化的指數（Calcium Score），準確地檢測冠狀動脈阻塞的程度。心臟電腦斷層已逐漸取代心導管檢

查，廣受先進國家普遍採用；多半運用於心、腦血管病變併發症的檢查，至於早期沒有症狀者，較少進行這種檢測。

7.其他生化或基因蛋白檢測：

屬於比較專業的檢測，臨床上並不普遍採用，例如檢測血管內皮功能是否正常，以下這些技術，目前只在一些研究實驗室運用，尚未標準化。

▲測量血液中ADMA濃度。

▲測量血或尿中NO的代謝產物。

▲測量呼出的NO濃度。

▲測量血小板，即血液中形成血栓的顆粒。

▲血液或尿液中NO的第二信使（環鳥苷酸）濃度。

▲以特殊儀器測量心臟和肢體血流量的變化。

▲超聲波儀器觀測手臂血流量改變時，管徑大小的改變。

檢測不可濫用

2009年12月中旬，媒體以「**核子斷層掃描引發癌症！**」為標題，當成頭條新聞報導這則「外電」訊息後，我就接到多位病友的諮詢電話，大家對此議題都相當關心，因為有的已經做過這種掃描檢測，有的正準備要做掃描。根據報導，發現核子電腦斷層掃描的輻射，高於一般X光檢查200倍，所以致癌機率大為增加。

執主流醫學牛耳之歐美，為何屢屢出現如此的事件？所有醫療儀器與設備，都是經由「動物實驗」及「臨床實驗」之後，才核准使用證照的，為什麼還會出現這種狀況呢？難道是實驗資料造假？還是後來的追蹤統計，過於嚴苛？依據我近四十年的醫學臨床經驗

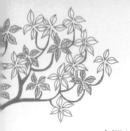

判斷，以上兩者都有可能。

　　「非自然」的科技引起致命副作用，已經屢見不鮮，然而基於健康檢測的需求，我們又應當如何選擇？「過與不及」都是不正確的。在「外電」訊息尚未報導之前，主流醫學界的某些專家，將核子斷層掃描視為「可診斷百病」的最尖端、最時尚的儀器，不論是否真的需要，任何全身健康檢測都將它列入。

　　此外，病人受到媒體、潮流的影響，還會主動要求進行這項檢查，一旦醫院沒有這種時尚設備，反而被視為「不入流」的醫院。因此，每個地區大大小小的綜合醫院，無不斥鉅資設置如此危險的輻射檢測儀，並引以為傲。

　　由於儀器價格非常昂貴，接近千萬元，醫院為了回收成本，經常鼓勵病人進行掃描檢查。曾經有人因急性盲腸炎的腹痛，而被安排做掃描檢查，可見「濫用」之嚴重，已達不可思議的程度。其實，國內有良心的醫生，早就提出警告，可是沒有受到任何重視，如今，外電訊息一出，大家才又恐慌萬分。

　　一窩蜂的「濫用」，不增加癌症機率才怪！但是，憑著良心與專業來說，核子電腦斷層掃描器的發明，確實對人體心、腦血管病變的診斷，癌症腫瘤的定位，手術前一些病變的定性與定位，提供精確而重要的資訊，對於治療輔助有不可抹滅的貢獻。換句話說，它是某些特殊病變的必要檢查專案，而不是隨便「濫用」的常規檢查專案。

　　所以，應儘量採取綠能無害的訊息檢查（如後所述的另類檢測），當做常規的健康檢測；對人體可能產生副作用的檢測，則列入第二線的、必要性的深入檢測。

以上種種，都是主流西醫的尖端科技儀器檢查；然而仍常聽說，有些人定期健康檢查時，心、腦動脈血管的檢查報告，是「正常」或「輕微異常」的健康狀態，結果卻於一個月或兩個月之內，突發心、腦血管病變而猝死呢？問題到底出在哪裡？探討這些問題之前，我們先仔細省視當前時尚、一流的檢測概念。

主流醫學的盲點

「幾個月前剛做過全身健康檢查，或每年都固定全身健康檢查，怎麼還突發猝死？怎麼沒發現這些癌細胞腫瘤？」許多引發中風、心肌梗塞或癌症腫瘤的病人及親友，在發病後都曾驚訝地提出類似的質問。相信每一位從事醫療工作的人員，也經常聽到這樣的質疑，儘管尷尬地無顏面對，卻只能說「可能運氣不好吧！」。

世界上，領導主流醫學的美國，每年近百萬案例心、腦血管病變患者，突發猝死！近年來，在心、腦血管疾病猝死的名單中，不難發現英年早逝的中青年社會精英，甚至生前是知名醫院的心臟病專家。為何經由一流心、腦血管儀器檢查的體檢，無法對人體健康發出及時提醒與警告？難道連專家醫生也發現不了自己的病？身為醫生的人，是否認真嚴肅地思考過這個問題？這究竟是儀器不夠精密？還是人為因素？

十多年來，在「另類醫學」探索與臨床經驗中，發現是醫學概念的誤差，導致猝死預警失靈！當前主流西醫的概念，具有以下盲點：

1.「肉眼」判讀的盲點：

一般健診中心或醫院採用最先進的醫學診斷儀器，進行如

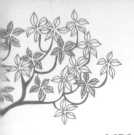

MRI、CT、生化檢查……等檢查,最後一律交由專家的「肉眼」來判斷。然而,不僅專家的「肉眼觀察」有其極限,儀器也有其無法判讀的狀況。目前的常規體檢,一般採用心電圖來檢測心臟,只能察覺發病期的心臟病,隱匿性的冠狀動脈心臟病等早期心血管病變,則難以發現。

雖然CT可以檢查腦部腫瘤或已栓塞的部位,但是早期心、腦血管阻塞病變或腫瘤太小,都超出專家肉眼判讀的範圍;假如病變或腫瘤在不重要的部位,可能連CT也查不出來。有些惡性腫瘤早期可能只有針尖大小,肉眼無法有效觀察如此早期的病變,後來癌細胞才以等比級數發展,一生二、二生四、四生十六,兩、三個月後癌細胞成為腫瘤,這時人們才能「意外發現」,但病情已經延誤了。這就是幾個月前的健康檢查報告正常,後來卻又「突發」病症的原因。

2.忽略「心臟與腦部是否缺氧」的訊息:

目前健康檢查大部分是資料報告,資料(Deta)代表的是「量的多寡」及「濃度的高低」,缺少了「質」的狀態報告。臨床門診中,許多病人主訴的症狀,如容易疲勞、體力不如從前、渾身沒勁、眩暈、手腳冰冷或麻木、偶而心慌、喝酒比以前容易醉……等「雞毛蒜皮」的輕微症狀,卻造成病人莫大的困擾;然而,健康檢查的所有「資料報告」,幾乎都在正常值範圍內,完全查不出問題及病變所在。大部分醫生把病因歸究於工作壓力或心理壓力,引起種種精神神經官能症,因此採用「消除」症狀的抑制治療;但是,這無異是掩耳盜鈴之法,只能暫時舒緩而已,症狀將會越來越嚴重,藥量也會越用越多,當突發猝死時,僅以「過勞死」一語帶過。

曾經看過一位常年頭暈、頸部僵硬、後腦勺一到下午就疼痛、

常打哈欠、手指常感麻木的病人，在幾家醫院與健診中心做過健康檢查，結果所有報告都是「正常」，問題是不舒服症狀一直沒有消失。因此，建議加做超高分倍生物顯微的專業「一滴血」檢查，結果顯示腦部供血不足、缺氧，而且紅血球粘成一團，缺乏活動力。（圖25、26）

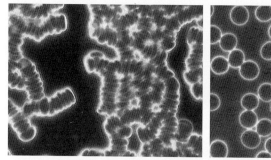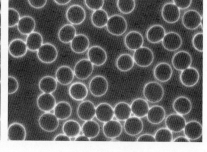

聚集紅血球（圖25）　　　　　　　　正常紅血球（圖26）

　　紅血球的主要功能，是將肺部吸進來的氧氣運送到人體各部位，提共器官細胞新陳代謝所需的能量；然後，把二氧化碳運送出來，並經由肺部呼出體外，完成整個內外呼吸循環。如果紅血球凝集成一團，攜氧面積減少，運輸氧氣的功能自然減弱，也無法有效運出二氧化碳，心臟與腦細胞容易因此缺氧，而出現胸悶、心悸、頭暈、手麻等症狀。

　　然而，西醫的血液檢查偏重於紅血球數量、血紅蛋白濃度與血中含氧量，因此只能發現含氧量下降，紅血球數量的報告則正常。由於看似沒有立即危險，醫生只會建議病人多運動、多呼吸新鮮空氣，但是紅血球凝集的問題沒有解決，就算去森林或「氧吧」（現

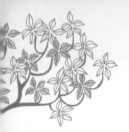

在時尚的「有氧會所」），吸再多新鮮空氣，也無法順利將氧氣運送到心臟及腦細胞。當前主流醫學，不應只檢測血液中膽固醇、血脂、血小板、血栓、血糖等的「量及濃度」，還必須瞭解血球及血液中成分的「質」，才可以早期預警中風、心肌梗塞的猝死危機，並給予有效預防與治療，避免「冤死」！

3.缺乏膽固醇、三酸甘油、血小板、紅血球體積大小等「質」的概念：

2005年美國加州史丹福大學一位博士提出：「膽固醇及三酸甘油脂濃度的高低，與中風、心肌梗塞沒有必然的關係」，其實一般臨床醫生早就發現這個現象。有些人血壓很高，收縮壓高達180—200毫米汞柱以上，結果數十年都未出現心、腦血管疾病；有些人血壓不高或根本沒有高血壓病史，卻突然中風或心肌梗塞而猝死。原因到底為何？

目前醫學界針對高血脂、高膽固醇、高血粘度的診斷，大多採用血液生化檢測，所得數值只檢測「血液中的量及濃度是否超過標準值？」然而，十多年的臨床經驗發現，被診斷為「中風」或「中風前兆」等不同病史的患者，以「高分倍專業一滴血檢測」卻出現一些共同現象：血液中膽固醇、三酸甘油脂、血小板及其他雜質的結晶體積，都比正常大很多，紅血球黏度高，而且頸總動脈的血流速及流量都偏低。

因此認為「中風及心肌梗塞與血脂，血膽固醇，血粘度的結晶體積大小，有必然關係」這對於動脈粥狀硬化，心、腦血管病變以及猝死的預警，具有非常重要的意義。尤其，安排運動心電圖檢測，或醫生規勸與指導病人做「有氧運動」如「散步、慢跑、

打高爾夫球」等之前，應先瞭解病人的血液中，膽固醇、血脂、血小板等結晶體積的大小，凡是體積超過安全範圍，不應讓病人做任何運動，最好「一動也不要動」，否則可能隨時發生猝死。

4.「代償作用」與「零與和」的盲點：

　　十多年來的臨床經驗，經常發現心電圖、24小時追蹤心電圖、運動心電圖，甚至心腦血管攝影、CT掃描等「健康檢查」報告是正常的，可是幾個月或一年半載後，卻發生心肌梗塞或猝死的案例。這種案例不計其數，讓人不禁思索「為什麼會有這種現象」。

　　傳統健康檢查是「零與和」的檢查報告，當數值在正常範圍內即「正常」，超過範圍歸於「不正常」，而「正常」兩個字常常讓人自以為相當健康，而疏於預防。健康檢查報告的「正常」，缺乏更詳細的資料顯示「什麼程度的正常」，到底是90%還是60%的正常功能，90%是真正令人放心的正常，60%卻只是負荷過重的勉強「正常」。

　　人體許多重要器官，如肝臟、腎臟、胰臟、心臟……等都有「代償作用」，以最具有代表性的肝臟來說，即使三分之一的肝細胞受損，肝臟仍可由一些新生細胞或殘存細胞支持，維持肝臟的基本功能，以致肝功能的生化檢查仍呈現正常值，讓人誤以為健康而不知珍惜或保養。等到肝臟功能更加惡化、衰退，身體出現明顯症狀時，已經是一發不可收拾的局面。

　　人體器官天生的自我保護作用，如今卻誤導健康檢查的報告結果，而掩蓋了真相。2004年新聞媒體曾經以大篇幅報導，高雄某大醫院一位「專治肝癌」的專家，四個月前健康檢查都正常，後來發現肝癌，不到一個月就過世了，引發醫學界廣泛討論；其實，這就是忽略肝臟代償功能的結果。

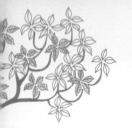

冤枉的副總統

2009年，蕭副總統得了肺癌於某醫院治療，大家議論紛紛，據媒體報導，他在發現病變的前兩個月左右，曾於另一所國家級大醫院檢查，當時並未檢查出癌變，這家大醫院因此深受大家的責難與質疑。

突然查出「癌變」的時間，僅離2008年總統大選約一年左右，於是引起多方揣測。由於癌症是長期慢性的病變，之前卻毫無症狀，因此有人猜測「故意隱瞞病情而參選副總統」。實際上，全世界每一天都在上演與蕭副總統相同的故事，只是未受媒體關注與報導而已。為何醫學上一再上演「誤診、漏診」的事件？其原因甚為簡單——「眼見為憑」惹的禍。

當醫學界仍保守堅持「眼見為憑」的物質觀醫學，將遺漏許多病變訊息，或許專家醫生會反駁：現在的CT、MRI、電腦斷層掃描...等都是尖端科技的檢測儀器，都是採用核子、磁場的「能量觀原理」來檢測。可是，大家都忽略了一點，這些儀器的檢測報告——「照片」，最後是由醫生以肉眼衡量與診斷。當癌變腫瘤只有針尖般微小時，癌變腫瘤太小不容易被CT、MRI、電腦斷層掃描出來，就算掃描出來，專家醫生也看不見、看不清楚，甚至連「疑似癌變」的診斷也不敢下。

當蕭副總統第一次在某大醫院檢查時，如果是面臨同樣情景，必然遭到「誤診、漏診」，這是醫院的失誤？醫生的失職？憑良心說，應該都不是，而是國內整體醫療體系的認知與概念的錯！事隔兩個月左右之後，第二家醫院檢測出蕭副總統的「癌變」，是不是儀器更精良？醫生素質更好？或許歸於「運氣好」更貼近事實。

兩家大醫院的醫生與儀器，都是國內首屈一指的，何況對象

是「國家副元首」，兩者間唯一的差異是「事隔兩個多月」。器官細胞的癌變，多半經由致癌因素的長期刺激與影響，當人體免疫力下降時，則癌變更加嚴重與惡化，所以癌症不可能偶然或突然發生的，突然「癌變」不合「常理」，更不合「病理」。「時間差」讓蕭副總統的癌變腫瘤，經由一變二、二變四的「幾何速度成長」，因此第二次CT、MRI、電腦斷層掃描檢測時，才能清楚顯示癌症形狀大小與深度，當然不會再「誤診、漏診」。

這事件的過程當中，最冤枉、最倒楣的不是某大醫院，而是蕭副總統及其親人。如果第一次檢測即得到「**癌症高危險群**」的警訊，就可以在癌變腫瘤尚未成形，或未漫延其他器官細胞前，好好把握防治癌症的「黃金時期」。令人遺憾的是，不只蕭副總統沒能把握此警訊，許許多多的人也錯過了。

到底有沒有檢測「癌症警訊」的好方法？正如前文推薦，經由人體「血液的訊息」可以偵測出癌變的初期預警訊息（圖27）。透過這種檢測，專業人員只需十分鐘，即可知道人體內是否存在「猝死」或「癌症」高危險的訊息。多簡單！多有意義！韓國、大陸早已普及，為何國內正規醫療體系遲遲不引進？

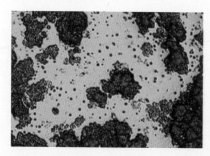 

癌症高危險群訊息　　　　　　　　　正常（圖27）

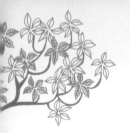

　　然而，國內醫療體系仍然保守、仍然質疑、仍然斥「能量訊息觀醫學」為「另類」。在此大膽斷言：若不認可且採用「能量訊息觀醫學」，很多醫院將如某大醫院般一再「誤診、漏診」，遲早蒙上不白之冤而英名掃地。最可怕的是，還會有更多達官貴人、平民百姓，將陸續上演「副總統版本的故事」，耽誤了猝死或癌症的「防治黃金時期」。如果不憑真正的新醫學知識與概念，也會如第二家醫院僅以「俄羅斯賭盤」般的運氣取勝，不可能永遠是贏家。唯有回歸科學的事實，勇於採用生物天然現象的能量訊息，才是解決「誤診、漏診」的根本之道。

難以置信的「另類預警」

　　常規體檢項目不能完全滿足早期診斷與預防的需要，尤其對心、腦等重要器官的「預警失靈」，更是目前健康檢查的一大缺憾。因此，不妨在常規項目基礎上，增加能量訊息儀器的體檢專案。

「另類」訊息預警

　　根據「生物訊息醫學」理論，正常細胞有正常細胞的生命頻率及訊息，不正常細胞另有不正常的頻率訊號，因此波動訊息能量儀能接收到的資訊或訊號，比醫療技術人員「眼見為憑」的診斷更精準，可以達到「早期發現、早期治療」的目標。

　　目前健康檢查確實存在一些盲點，醫藥界必須敞開胸懷、放遠目光，廣納其他醫學理論、概念和檢測、治療的方法，以彌補這些盲點。尤其現在光、電、磁場、聲波、頻率、紅外線、熱能……等能量觀醫學，已經獲得物理學原理證實，並逐漸廣為應用。許多被視為古老、巧合、迷信與不科學的另類醫術，都逐漸揭開神祕面

紗，並廣泛運用於多種慢性病，如心、腦血管疾病、糖尿病、脂肪肝等的治療與預防。

病人或其親友經常提出的疑問，包括「能量訊息檢查」與一般健診中心健康檢查的區別？那一種比較準確？是否可以完全替代目前主流醫學的檢查？……等問題。其實，兩者都是為了人體健康保健，希望早期診斷、早期預防與治療，彼此之間絲毫沒有衝突，也沒有精確與不精確之分，只是檢測的領域及方式不一樣，下診斷的時間點（Time）所差別，兩者之間是可以互補的。

「能量訊息檢查」就像火災警報器。火災發生時，從小火苗開始，接著冒濃煙、溫度升高，最後成燎原的熊熊大火；能量訊息檢測就像是偵測濃煙與溫度的警報器，當火災發生初期，警報器一接收到濃煙及溫度升高的訊號，警鈴立即大作，通知大家逃生、滅火。然而，當前健診中心與大醫院的健康檢查，就像以「肉眼」判斷是否發生火災，等看到濃煙沖天、熊熊大火才知道發生火災。「慢了半拍」的結果，可能必須付出慘重的代價，因此醫學機構設立「火災警報系統」的身體健康檢查，已是刻不容緩的事情。

身體的警報系統

當前主流西醫的採用高科技儀器檢查，卻著重於物質層面的生理病變，如腫瘤、血塊、骨折、血管阻塞……等器官性變化，無從瞭解病人未說的狀態，如失眠、睡眠品質不良等狀況。果真如此嗎？其實不然，人體內不論物質性器官或靈能場的精神情緒，只要有任何異常，人體除了出現症候還會顯現異常的訊息，只是大部分主流醫生太過仰賴教科書上的醫學，沒有涉略其他醫學領域的醫術，所以缺乏相關經驗與能力。

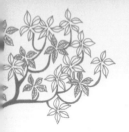

其實，人體具有天生本能反應的預警訊息，的確可以早期測知人體心臟與大腦的異常，彌補當今健康檢查的盲點與遺漏。根據十多年的臨床經驗，推薦以下幾種既簡單又非侵入性的檢查方法，有助於心、腦血管突發的預測與治療。各位倘若不相信，在有生之年都可反覆印證。

1.舌診：

在古中醫診斷中，舌尖代表心，當舌尖呈現赤紅，代表心火旺，不僅睡眠品質不好，睡覺時心思也不安定。經歷數千年的觀察與統計，中國醫學才歸結出這種人體的本能反應現象。身為西醫的我，十多年前也不相信它，但歷經十多年的印證無誤，才敢於此大放厥詞。

「舌尖紅」一方面表示：人的腦細胞活動不協調、不穩定，半夜部分腦細胞仍然亢奮、思慮不斷而干擾睡眠，白天這些腦細胞累了又開始休息，所以嚴重失眠的病人，白天無法集中精神，反應遲鈍也容易健忘。也許，有人會懷疑「腦細胞會累嗎」？遠距離飛行的時差，引起日夜顛倒的睡眠現象，就是最好的證明。

另一方面：舌頭也可以診斷心臟的問題。根據古中醫醫典「望、聞、問、切」的望診中，如此描述：「舌尖代表心，舌尖赤紅表示心臟出現問題，當血液循環不良時，即於舌尖出現褐色芒刺」。這意味著心肌供血不良而缺氧時，心肌有淤血不通暢，舌尖就會顯現「瘀斑」芒刺的訊息。在解剖學上，舌頭是人體微血管最豐富的器官，因而能顯示心血管的早期病變。

當舌尖顯現赤紅色，而且舌尖上出現褐色或深咖啡的細斑點（芒刺）時，只要對方稍稍伸出舌頭，不需兩秒鐘就可以看到以上訊息，假如你跟對方說：「你會胸悶，偶爾心痛或心悸」，對方一定視

你為神醫。如果不相信，不妨透過實驗證明這種古老醫學的「舌診」訊息是否正確：所有已知的心絞痛或心肌梗塞病史者，或冠狀動脈阻塞做過支架手術的心臟病人，請心臟科專家醫師或家人，幫忙看看舌尖如何即可；甚至自己照照鏡子，看看舌尖的訊息也行。

假如實驗結果是正確無誤！懷疑自己有心臟病的人，請隨時照照鏡子中的舌尖，就可以初步瞭解，心臟是否健康。一般「正常人」如果所有心臟健康檢查，例如心電圖或運動心電圖等都是正常時，卻發現舌尖顯示赤紅、斑點的訊息，並出現胸悶現象時，最好還小心謹慎些，進一步做以下的「另類訊息檢查」，否則閻王的枉死城隨時為你而開！

2.虹膜檢查：

「整體醫學觀」一直是古代醫學的觀念，每個器官的病變或損傷資訊，烙印在各部位及每個細胞的基因上，而每一個器官的病變，會出現在手指、足底相對應部位。據說古代馬童有一套判別馬匹是否健康的祕訣，就是觀察馬眼中的「虹彩」或「虹膜」，由其顏色變化（棕色或藍色）判斷馬匹是否生病。馬匹的健康狀況烙印在眼睛的虹彩上，因此伯樂才能透過馬眼睛中的虹彩訊息，精確地挑選出良駒駿馬。後來，經過專家的分析與調整，整理出一套「虹彩學」，藉著虹彩的訊息印記，也可以診斷人類的病症。

▲人體雙眼的虹膜於11點至1點鐘的位置，代表左右大腦的狀況。當頭腦出現病變時，或人體精神情緒的不穩定，相對應部位的虹膜會呈現不同的「裂痕」。當我們受到內外在工作或生活壓力時，引起心理與精神情緒緊張，人體的虹膜上也會出現「神經環」訊息，當壓力越大則神經環呈

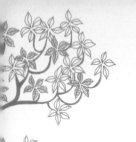

現越多。（圖28）

▲左眼虹膜的三點鐘位置，代表心臟。若呈現凹陷或
裂痕，則是心臟病或心肌缺氧的訊息現象。心臟科專家及
病人可以做與舌診一樣的實驗，觀察心律不整、心絞痛、
心肌梗塞、支架手術病人等的虹膜，是否出現異常訊息，
即可印證是否正確（圖29）。一旦虹膜顯示預警訊息，
不論檢查報告是否正常，都應謹慎面對，不可掉以輕心，否
則猝死之神隨時可能降臨。

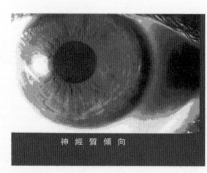
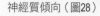
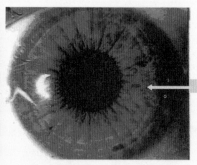

神經質傾向（圖28）　　　　　　心肌缺氧（圖29）

　　「虹彩」診斷是一門最新的學問，目前已經有人研發出「虹
彩攝像儀」，準確度高又容易學習，只要一星期就可以入門操作，
國外已經逐漸推廣，但國內尚未納入常規健康檢查項目，反而成為
「美容排毒中心」的噱頭工具，實在非常可惜。事實上，「虹膜檢
測」相當具有健康檢查價值，值得醫界參考。

3.高倍生物訊息顯微測定：

　　以特殊結構的鏡頭，將顯微鏡的倍數提升到高達三萬倍左

右，以偵測人體血液中器官細胞的「功能訊息」。這項檢測的**最根本理論基礎——人類與生俱來的「特殊功能」**：人類的血球及血液，每四、五小時即循環全身一周；當血液流經人體各部位器官細胞時，任何功能是否正常、發炎、病變，甚至癌變，人體自身都會將這些訊息「印記」在血球與血漿裡。**藉助其流竄於各細胞之間，而將印記的資訊傳遞於全身各處。**

科學家將「人體細胞特異潛能」的假說與理論，經由高倍數的生物資訊顯微鏡解析，貢獻之偉大令人佩服！美國生物研究中心Dr. R. W. Bradford教授，發明超高倍生物顯微系統及檢測技術，這種稱為「一滴血」的高科技醫學檢測儀，介於光學顯微鏡和電子顯微鏡之間，集現代光學、微電子學、影像學和現在基礎醫學於一身，是一種暗視野、相差光、偏光等多功能的儀器，並具有大於三萬倍放大倍率，和小於$0.15\mu m$高解析度的顯微應用技術。現在，經由科技專家努力研究下，更精密、更準確的機種已問世，值得醫學界列入常規健診。（請參見彩頁，圖42、圖43）

通常，「一滴血」的檢測方式，分成鮮血片與乾血片：

▲鮮血片：一般而言，鮮血片是分析紅血球與白血球的形狀、活動力、膽固醇、三酸甘油脂以及血小板的結晶體積，紅血球黏集程度，嗜酸性白血球的數量，以及診斷是否缺鐵、維生素B群，免疫系統是否正常，或是有無過敏體質。根據臨床經驗發現：「**中風、心肌梗塞以及猝死的引發，與結晶體的大小有關**」所以當紅血球的活動能力與運輸功能不足，或膽固醇、血脂肪等雜質結晶顆粒太大時，應列為猝死高危險群。

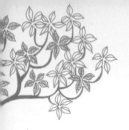

▲乾血片：血乾片的主要作用，在於分析及診斷心臟、腦部
是否缺氧，血液中的氧化自由基多寡，免疫系統是否完整，
以及腸胃功能、肝臟、胰臟是否負荷過重。而觀察、分析和
判斷時，主要根據整體動態平衡理念、氧化自由基理論，中
醫的全息胚理論，病理、生理、生化、診斷和鑒別診斷等
多方面知識，以及氧化自由基塊的形態、大小、分布及內涵
物等特徵。

人體器官的正常功能只要低於正常的70%時，就予以「負荷過
重」的警告訊息，超高分倍生物顯微的「一滴血」檢測，可以避開
器官「代償作用」的「正常」誤導，彌補傳統健康檢查儀器的盲
點，不論學術上及臨床上都具有參考價值。

4.醫學熱診斷（MTD或熱CT）：

醫學熱診斷儀集當代光電、數位影像處理、智慧電腦和現代臨
床技術，形成綜合的醫學影像新概念、新模式。（圖40）

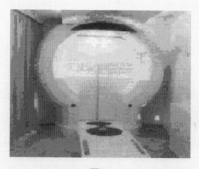

圖40

其實，體溫也是一種資訊，科學家研發出「紅外線瞄準器」，可以在伸手不見五指的深夜分辨敵我，發現埋伏的敵人，甚至可以區別動物和人。簡單說，紅外線熱CT的原理，就是精密偵測人體各部位的溫度，並以彩色顯現差別，例如溫度較低時呈現綠藍色，溫度較高則出現橙紅色等等。當H1N1在全世界如火如荼流行，各機場、海關都配備「溫感」檢測，這正是紅外線熱感儀之一種。

通常，人只要站在儀器面前，電腦不到十分鐘就可以繪製一張彩色圖像，透過圖像的顏色即可判斷健康狀態（圖41）。當腦部或心肌供血稍微不足時，心臟及大腦部位溫度即下降，熱CT的儀器將大腦或心臟顯示為藍色。然而，此時心電圖、運動心電圖以及其他精良檢查儀器的報告，可能仍是正常。

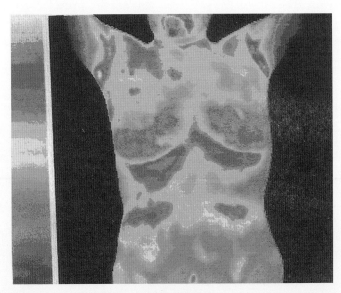

MTD（圖41）

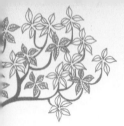

5.超音波——杜普勒頸總動脈檢測：

　　彩色杜普勒超聲顯像，是診斷頸總動脈粥狀斑塊最有效的檢查，透過無創傷、無痛、無害的頸部B型超聲波檢測，檢測雙側頸總動脈每分鐘的最大血流量，每秒鐘的最高血流速度，以及頸總動脈血管壁是否有「粥狀斑塊」沈積與阻塞。

　　凡是出現臨床心腦血管病變的症狀，如頭暈、頭痛、手麻木、胸悶、心悸、呼吸困難等，或沒有任何臨床症狀的病人；舌尖出現「赤紅及瘀斑芒刺」，虹膜左眼三點鐘出現「裂痕及破裂」訊息；「一滴血」高倍生物顯微的檢測，顯示膽固醇、三酸甘油脂等血脂與血小板的結晶體積異常，或顯現血球異常粘集，腦部缺氧、心臟缺氧的病人，都應該進一步做杜普勒頸總動脈超音波檢測，以選擇合理治療方案及評估治療效果，監控與防治頸內動脈血栓的形成，並提早預警腦中風、心肌梗塞及猝死。

6.中醫病理之夢——心之夢：

　　《黃帝內經・素問》之「脈要精微論」記載：「撅氣客於心，則夢見丘山煙火；客於肺，則夢飛揚，見金鐵之奇物；客於肝，則夢山林樹木；客於脾，則夢見丘陵大澤，壞屋風雨；客於腎，則夢臨淵，沒居水中；客於膀胱，則夢遊行；客於胃，則夢飲食；客於大腸，則夢田野；客於小腸，則夢聚邑沖衢；客於膽，則夢鬥訟自跨刲；客於陰器，則夢接內；客於項，則夢斬首；客於脛，則夢行走而不能前，及居深地苑中；客於股肱，則夢禮節拜起；客於胞，則夢溲便。凡此十五不足者，至而補之立已也」。

第一次「瞄」到這段記載（瞄——表示不經心、沒有正眼看），認為它是毫無科學根據的神話、歪理、迷信，不把中醫寶典《黃帝內經》當一回事。但歷經十多年的「能量資訊醫學」臨床門診，治療失眠與憂鬱症患者時，病人描述各種千奇百怪的夢、連續性故事的夢，甚至為夢所困，不知如何是好；之後發現以VEMAT（Vibrational Electro－Magnetic Acupuncture Therapy）波動電磁場針灸療法，不僅治好多位失眠症及憂鬱症，同時也解決了令人「困擾的噩夢」。至於，針灸療法即根據「脈要精微論」記載的治療原則與方法，由此可見，這「神話」還有幾分道理，值得深入探索。

心血管疾病的紅色之夢

「心主火主赤」黃帝內經是如此記載，並記載心的病症會引起與「火」有關的夢，如火災、火燒山、救火……等。請教幾位中醫老前輩，得到的答覆總是不離「夢是一種虛無飄渺，近乎怪力亂神」的看法，或認為「《黃帝內經》看看就好，無須認真理會」；這就是中醫界數百年來的普遍寫照，完全不重視中醫學寶典《黃帝內經》，忘記根本如何立論？難怪老被主流西醫視為「不科學」。

夢與心理

《周公解夢》一書，在中國民間流傳達數千年之久，至於中國醫學寶典《黃帝內經》，也在數千多年前記載「夢」的產生，以及夢與人體內器官病變狀態關係。《周公解夢》出於何年、何代及何人之著作，已不可考，一直被視為茶餘飯後或「怪力亂神」的閒書，而全人類第一本記載「夢」的醫學典籍《黃帝內經》，更被中國歷代的醫學界所忽略與輕視。

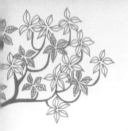

　　反觀相距數千年後，研究人類「夢與心理」的佛洛伊德，獨排眾議發表《夢的解析》說明人類心理現象，竟成為「夢的解析」創始鼻祖與一代大師。中國歷代的醫學界，能不扼腕長歎？

　　佛洛伊德認為夢，不是空穴來風、不是毫無意義的、不是荒謬的，它完全是有意義的精神現象，「夢的刺激來源」是做夢前一天的某些經歷。實際上，夢是一種願望的達成，是一種清醒狀態的精神活動延續，更是由高度錯綜複雜的意識、前意識與潛意識活動所產生。夢所代表的「欲望達成」，往往是毫無掩飾、極為明顯的，甚至能以實驗的方法，隨心所欲地將「夢」引出來。

夢的成因

　　譬如，晚上吃了很鹹的食物，當晚睡覺時一定會渴得醒過來，但在醒過來之前，往往會先有一個相似內容的夢──「喝水」。在夢中，自己正喝著大杯的水，那滋味就如乾渴的喉頭，喝了清涼暢快的冰水般爽口，驚醒時才結果發覺，喉頭很乾確實需要喝水了。這個夢的起因就是「渴」，這種感覺引起喝水的欲望，經由虛幻的夢，滿足了生理或心理的欲望。因此，「夢」確有達成欲望的功能，這就是「方便的夢」。

　　佛洛伊德發現夢的形成過程中，具有幾種特殊的作用機轉：

▲凝縮作用：夢的「含意」與「顯意」對比之中，最引人注意的是，夢的形成階段產生「凝縮作用」。解析後，「夢的含意」洋洋灑灑、冗長又豐富，「夢的顯意」相形之下就顯得精簡扼要。

▲轉移作用：轉移的結果，無非使夢中情節不再與夢思的核心意

念有所關聯，而夢就以這改裝後的面目，浮現於潛意識的夢中。

▲置換作用：在形成夢以前，夢思必須經過某些程度的修改，並透過置換作用，將一個特殊的意念與一個非常相近的意念彼此交換，再度促成了凝縮作用，使一個介於二者之間的意念，簡化之後進入夢境。

火災之夢

《黃帝內經》認為心、腦血管病變患者，不會直接夢到中風或心臟病的發作，而是夢見「火」與「紅」的夢境。當心、腦血管疾病患者如高血壓、心肌缺氧、胸悶、胸痛、頭暈、頭痛的病人，如果最近經常出現與火有關的夢境：如火災、燙傷、……等夢，最好趕快再做相關檢查，也許會有意料之外的發現，而能早期發現心、腦血管病變，並予以早期防治。

在臨床門診中，一位高血脂、高血粘度、高膽固醇、高三酸甘油脂的病人，最近老是夢見房子著火，而且三天兩頭即出現同樣的夢境。於是，建議他做「專業一滴血檢測」、紅外線熱感顯像「MTD」、雙側頸動脈超音檢查，以及運動心電圖與24小時追蹤心電圖。結果，運動心電圖及24小時追蹤心電圖，顯示「心律正常」，但是「一滴血」與「MTD」，卻顯示心、腦「供血、供氧不足」，以及「大體積」膽固醇等脂肪結晶斑塊，至於頸總動脈超音波則顯示「血流量、流速不足，粥狀斑塊阻塞」。

因此，勸患者注意心、腦的缺氧，以及預防中風、心絞痛與心肌梗塞的突發，並建議他最好開始以波動能量「整合療法」治

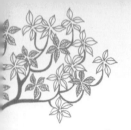

療。然而，因為心電圖的「正常」報告，讓他認為並不嚴重而推辭「以後有時間再說」。結果半個月後的一天夜裡，他突然左胸痛得全身冒汗而接近昏迷，家人緊急送醫急救，透過心電圖診斷為「急性心肌梗塞」。雖然撿回了一命，左胸卻仍經常悶痛，只好再度回到門診，接受「波動能療法」與「VEMAT」的「綠能整合療法」治療。治療十天之後，左胸不痛了，心肌缺氧訊息從「一滴血與MTD」中消失，心肌梗塞的心電圖也恢復正常，只留下舊痕跡。

重視能量醫學

「火災之夢」究竟是巧合還是真有預警價值，需我們更深入的探索。然而，在論斷《黃帝內經》的「人體內器官的不正常病變，經由能量資訊傳遞，並透過夢境發出警訊」的理論是否正確之前，某些人說不定因為忽視這些警訊，而前往「枉死城」報到，豈不太冤枉了。建議大家將夢的警訊列入參考，或許對健康有所幫助。

此外，在此再度呼籲中醫界的醫學者：「中醫不只是開藥方及煎藥材的醫學，整個中醫學及整部《黃帝內經》是「能量醫學」的醫典，其最精闢之處在於五行、五色、五律、五氣……等大自然「能量」的論述。人體的病症依照這些「大自然能量」的調整，百分之八、九十即可達「不藥而癒」的最高治療境界。中醫界應多加鑽研這些能量論述而發揮所長，不應視而不見，或誤認為醫學典籍的精華──五行、五色、五律、五氣是不科學的說法！」

「一滴血」的預警

經常聽說某親友或某名人，措手不及地突然倒下或死了；每年

世界上，多少知名心腦血管權威及名人，英年早逝於腦血管病變及心肌梗塞，類似的案例繁不勝數，若事前能從血液中的訊息密碼得知，自己是否屬於高危險群，早日加以保養、預防與治療，將減少悲劇的發生。

　　許多人知道定期保養車子，卻不願意替自己的健康定期保養。其實，這些病變的訊息與先兆，都可經由聲、光、電、磁場等波動能量整合療法，加以保養、預防和修復。不過，首先必須了解如何判讀「一滴血」的預警：

1.腦部缺氧的訊息：

　　身體器官的訊息都「印記」在血球及血漿裡，並將「印記資訊」傳遞於整個人體，以維護人體器官健康及維繫人類生存命脈。其中最基本的訊息，是含氧量是否足夠的訊息，當缺氧時，影像依據程度輕微或嚴重而不同（圖30、31）。

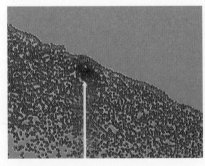 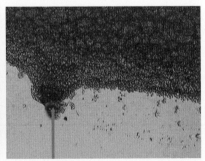

輕微缺氧（圖30）　　　嚴重缺氧（圖31）

2.心肌缺氧的訊息：

　　乾血片中，特別是第三心臟區出現出現氧化自由基或玫瑰花樣

149

和黑色圖案訊息時，顏色比周圍來得深（圖32、33）。臨床上，出現心悸、胸悶、心慌、氣短等症狀。

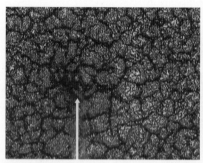
輕微缺氧（圖32）

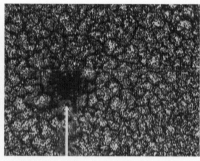
嚴重缺氧（圖33）

3.高血脂的訊息：

在臨床案例中發現，血液中膽固醇、三酸甘油酯的結晶體積越大，發生心腦血管疾病的機率越大，因此提出：「**膽固醇、三酸甘油酯的結晶體積大小，與心腦血管病變有必然關係。**」

一旦血液中發現大體積的膽固醇，與三酸甘油脂的結晶訊息，就算生化驗血報告膽固醇或三酸甘油脂的濃度，介乎正常值，奉勸你還是隨時注意中風或心肌梗塞以及猝死的突發，因為這些含有毒素和廢物的大結晶，隨時可能阻塞腦血管或冠狀動脈。

4.血液中斑塊結晶的訊息：

經常聽到許多長年吃素甚至出家人，得到脂肪肝、高血脂、高血壓，也突發中風、心肌梗塞或猝死。他們雖然沒有吃葷，卻因植物油高溫氧化，如青菜炒得太油太久、重複加溫熱菜、回鍋油，或為了惜福喝掉含有大量油水的剩菜汁，結果體內就出現大體積油脂

斑塊結晶。

▲無色的油脂斑塊結晶：由三酸甘油脂和血小板凝聚而成，如果上面沒有廢物或毒素，在低倍數普通顯微鏡下，是容易受到忽略的一小塊空白；然而，在高分倍（約三萬五千倍左右）生物顯微鏡下觀察時，則能顯現油脂斑塊結晶。如果斑塊結晶體積占螢幕三分之二以上時，甚至大到幾十個視野螢幕，則越大代表越高危險的訊息。

▲彩色的斑塊結晶（圖34、35）：由於黏附各種不同的廢物和毒素，顯現各種不同亮麗的色彩。一般來說，顏色越深表示毒素越多，而毒素為致癌物質。當「一滴血」檢測時，血液訊息密碼中出現深黑色的斑塊結晶，需特別應注意是否為「癌症」病變的訊息密碼。

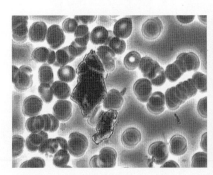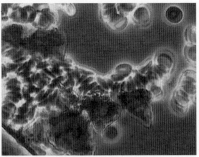

彩色結晶：體內代謝物（毒素）積聚（圖34、35）

　　液晶螢幕上顯現結晶斑塊，是引發心腦血管病變的訊息。當血液中含有較多異物，如血管內壁脫落的上皮細胞，和附著於血管壁脫落的脂質時，纖維蛋白和血小板聚集在這些異物周圍，並將之包圍起來形成大體積脂質斑塊，因此容易引起血管的狹窄和堵塞，從

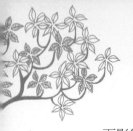

而影響血液流速與正常運行。

結晶斑塊體積的大小，與血栓的形成有必然關係，血液中出現大體積結晶時，當然會引起血管阻塞。當手腳的微血管堵塞時，引起手指與腳趾麻木；若腦血管部分阻塞時，則引起臉部麻木，或「鬼吹風」的面癱，或偏頭痛，這些症狀可能都是腦中風的前兆。透過綠能整合醫學，可以在十天之內將大體積結晶，分解成小顆粒結晶（圖36、圖37），避免突發腦栓塞、心肌梗塞與猝死的突發。

治療前：

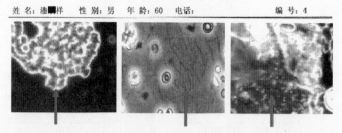

（紅血球凝集、肝負荷過重、大體積膽固醇斑塊）治療前（圖36）

治療後：

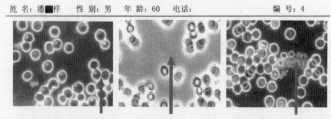

（紅血球分散、肝恢復正常、膽固醇斑塊變小）治療後（圖37）

5.血小板聚集的訊息：

在血液中，血小板通常呈現單個分散存在，也有聚集的現象（圖38），但一般認為5個以上的血小板聚集團塊，就不可逆轉。其實，透過波動能整合療法，可使之逆轉，不過還是必須注意，聚集的血小板容易粘附其他血小板，形成更大的聚集團塊，如此惡性循環之下將引起小血管阻塞，同時使血液黏度增加、血流速減慢，導致血栓形成與血管阻塞。

▲根據血小板形成最大的聚集團塊數量，專者專家將其分為三等級：

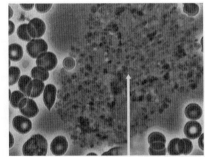 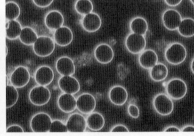

血小板聚集（圖38）　　　　　　　正常血小板

○15～15個血小板的聚集為輕度

○216～35個血小板的聚集為中度

○336個以上血小板的聚集為重度

重度聚集的血小板團塊，容易形成白色的小血栓；當出現重度訊息，血小板聚集的病患，應馬上接受波動能整合治療，否則可能會出現心腦血管栓塞，及猝死的突發悲劇。

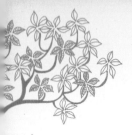

藉著超高分倍生物顯微檢測血小板聚集、紅血球細胞聚集、紅血球細胞變形狀態及血流速度等訊息，**可以視為心血管支架手術、腦中風、心肌梗塞……等心、腦血管疾病，以及採用「抗凝血劑」防治血栓與斑塊，防治效果的評估與預警的監測。**所以，心、腦血管專科應將此檢測，列入「抗凝血」治療的常規檢測，以增加支架手術後、腦中風後病人健康安危的調控機制。

動脈粥狀斑塊的警訊

動脈粥狀斑塊（Atheromatous plague）（圖39），是從動脈粥狀硬化血管壁脫落的斑塊，中央有一個管腔及一定規則形狀，是動脈粥狀硬化病變的重要訊息。這種斑塊的出現，代表全身動脈血管病變嚴重，若不立刻及時防治，將引起斑塊破裂或形成粥瘤性的潰瘍，最後造成動脈阻塞，是腦中風、腦溢血、心肌梗塞或動脈瘤破裂以及「猝死」的最危險因子。

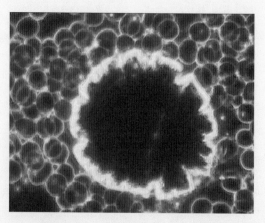

異常斑塊——動脈粥狀硬化訊息（圖39）

當「一滴血」或「波動訊息能量檢測」顯現心肌缺氧、心臟負荷過重，以及膽固醇斑塊、血小板的大體積結晶體……等警訊的報告，可以用來彌補「傳統健康檢查」因器官代償作用而引起的盲點。

有趣的是，每當推薦病人做「超高分倍一滴血檢測」時，常有人說在臺灣或其他地方已經做過了。深入瞭解之後，大部分都是在「健康食品推廣會」上做過，到底檢測了哪些項目？又是如何檢測？大都語焉不詳。

「波動訊息能量綜合檢測」是整套訊息能量儀器的檢查，一般私人診所只採用單一儀器的診斷，幫助不大且易有誤差。據說，一些廠商購買國外淘汰的低倍數機種，用於推廣宣傳：「使用健康食品後，幾十分鐘內馬上改善血液的狀態」。口服保健品可能產生這快速的效果嗎？稍具醫學生理常識都知道，這是不可能的，食物吃或喝進胃裡，經過消化吸收並產生功效，最快也要兩個小時以上；何況，人體的血液平均3,000CC左右，怎麼可能在幾十分鐘或一個鐘頭內全部改善？可是病人都說親眼目睹了。其實，只要存心搞「花招」，任何儀器都可以人為操作，對於商業手法不予評論，但是這可能誤導整個醫學的新概念，抹殺、礙了可以促進人類健康的新儀器推展。

動脈超音波的預警

雙側頸總動脈位於頸部表淺，是從主動脈分支出來的粗大血管，檢測容易、誤差少且簡便快速。頸總動脈是供應腦部血液的最主要血管，有如自來水廠供應地區用水的主幹水管，當血流量及血流速有所不足，或血管內有「粥狀斑塊」沈積時，可以肯定且大膽地預測，頸總動脈分支的腦部其他小動脈，一定也是流量及流速不足，或已形成「斑塊」的沈積阻塞。爆發「腦梗塞、腦中風、腦溢

血」的病變，只是時間遲早的問題而已。

雙側頸總動脈的流量及流速不足，或出現「粥狀斑塊」病變，還可以預警「心肌梗塞的突發」！或許，大家對此有所質疑，頸部動脈血管與心臟冠狀動脈有何關連？事實上，人體的生理結構及病理病變，除非細菌或病毒的初期感染，以及意外傷害之外，凡是「慢性」病變都會波及相關器官，甚至全身系統。所以，當粗大的頸部動脈出現異常時，微細的心臟冠狀動脈豈能倖免？

其實，人體全身任何一條動脈血管，都不可能置身度外而倖免。因為來自主動脈的頸總動脈，管徑何其粗大？血流量及血流速又何其強勁？那些細小動脈如何與之相比擬？為何醫學界不將這項簡單檢測列入常規身體檢查項目？眼睜睜地看著心腦血管病變者，一個個「猝死」（也可以說是枉死）而無動於衷！

猝死的恐怖基地

頸總動脈是相當粗大的血管，頸內動脈直接供應大腦組織血和氧，中頸外動脈供給眼、耳、鼻、口腔等五官血和氧，如果頸動脈硬化了，並於血管壁上形成斑塊，將影響每秒血流速及每分鐘血流量。長期流通不順暢，往往造成大腦組織缺血、缺氧，病人常感頭暈、目眩、記憶力變差、思考能力下降，久而久之，將造成大腦萎縮（老人癡呆、帕金氏症……等主因之一）。

頸動脈內膜血栓或粥狀硬化斑塊，是造成動脈彈性減低的主因，是一種退行性、增生性、全身性的動脈病變。如果頸動脈的粥狀斑塊脫落了，隨著血流而阻塞腦部動脈血管，就會形成腦梗塞，出現失明、語言不清、癱瘓等中風症狀，甚至威脅生命。重度的動脈粥狀斑塊硬化，則會減少大腦血液的供應，如果這時隨便活動頸

部，可能使腦部缺血症狀更加嚴重，甚至發生「缺血性腦中風」，或突發腦出血、心肌梗塞與猝死等病症。因此，罹患心、腦血管病變者，不可隨便做頸部運動及按摩，除非確定沒有粥狀斑塊阻塞。

這類病變經常發生在「三高」，即高血壓、高血脂、高血糖人群中，而老年人的發病率又大過年輕人，所以男性50歲以後、女性停經之後，應該定期到醫院做頸動脈超音波檢查。頸總動脈斑塊有如「隱形恐怖基地」，因為此病症沒有任何明顯症狀，人們常常都會掉以輕心。然而，當血管截面積的50%被阻塞後，心、腦血管供血與供氧不足的症狀明顯，以至於頭暈、頭痛、心臟疼痛、胸悶時有發生。當血管的截面積堵住80%以上，最嚴重的後果是偏癱、心肌梗塞或猝死。

動脈斑塊之謎

為什麼大部分斑塊出現在冠狀動脈和頸總動脈？為什麼絕大多數哺乳動沒有冠心病，只有人類和少數靈長類動物才有冠心病？1985年，兩度獲得諾貝爾獎的美國保林博士和德國拉舍博士，在前人的研究基礎上，發現一種叫脂蛋白（a）的物質粘結在血管壁上，終於破解冠狀動脈和頸總動脈粥狀斑塊阻塞之謎。他們發現高血粘度、高血脂症、高膽固醇，與心、腦血管粥狀斑塊的形成，呈正比的相關性。

動脈粥狀硬化的病灶，多分布於血管分叉處外側壁，或彎曲處的內側壁以及頸動脈竇部。這些部位受血管角度的影響，血液形成湍流等迴流狀態，因此血管內皮組織容易受損，有利於脂質斑塊和血小板聚集與沉積，形成粥狀病變。另外，局部血管壁的剪切力減低而增加粘連性，也是形成動脈粥狀硬化的重要因素。

血管內皮受損引起自製「NO」的功能異常，是動脈粥狀硬化早

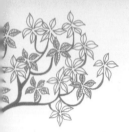

期病變之主因。正常血管內皮細胞能分泌多種因子，控制血管的張力，調節血管舒張及收縮，影響斑塊穩定性和避免血栓形成，影響脂蛋白的代謝與攝取，以及血管內皮組織的生長和復原等。這些影響血管內皮依賴性血管舒張的重要介質，有一氧化氮「NO」、神經激素如乙醯膽鹼、血清素、兒茶酚胺等，以及血液循環所產生的「切應力」變化，都能激發血管內皮細胞釋放一氧化氮而促使血管舒張。

如果超聲波和磁共振血管造影確定，頸動脈明顯狹窄（超過50%）或有內膜斑塊、潰瘍，則內科藥物治療效果相當有限。目前，大多進行頸動脈內膜切除手術治療，切除增厚的頸動脈內膜和斑塊潰瘍，該手術在顯微鏡下進行，已有50多年的歷史，可以確保手術的安全性。

頸總動脈粥狀斑塊硬化病變屬於復發性疾病，出院後沒有良好防治，隨時可能引起二次中風、三次中風。一般認為「只要患者和家屬平時多注意，並與醫生密切配合，控制好血壓、血脂、血糖，將不再發生腦中風」，但是事與願違，一般只能得到「減緩」的效果，多數人還是需終生服藥，而且大部分病人最後仍死於心、腦血管病變。

當前，主流心、腦血管專家，採用手術配合內科藥物治療，可是臨床上的效果，僅限於減緩「復發」的過程與時間而已，大部分病人仍然一再出現頸動脈粥狀斑塊的形成與復發，甚至併發腦中風、心肌梗塞與猝死。因為種防治手術方法，如同心血管支架手術，是「救急」的權宜之計，並無法從根本改善血管粥狀斑塊形成的原因——血管內皮細胞受損傷、喪失自製「NO」功能，因此頸動脈粥狀斑塊可能一再復發與形成。而且與「支架手術」一樣，經常需要一做再做，危險性也一次高於一次。

多年來，我們採用「綠能整合療法」，直接激發人體血管內皮細胞的「自癒作用」，自行修復損傷的內皮組織，恢復「NO」的自製功能，自行逆轉頸總動脈，心、腦血管以及全身其他血管的粥狀斑塊、硬化、阻塞的病變。其理想療效如表一、表二（**見彩頁**）。

猝死之前為時不晚

曾有人提出疑問：當雙側頸總動脈的血流量、血流速異常，以及「粥狀斑塊」沉積出現時，豈不是太晚了？心腦血管病變可能早就引發了。事實上，在臨床經驗中，當頸總動脈超音波檢測，出現每分鐘最高血流量僅為正常值的1/3時，或每秒鐘最高血流速僅為正常的1/2時，甚至出現近1立方公分大小的「粥狀斑塊」阻塞案例，大部分病人仍然沒有任何臨床症狀如胸悶、心悸、頭暈等，而且心電圖與運動心電圖都還是正常，只有少數病人會出現輕微頭暈、胸悶、心悸而已。

為何如此？我們也不甚明白，可能上蒼造人時，即賜予人類救命與保命的「代償作用」，強化人體重要器官病變的耐受力。但是，這種「好意」，卻成為「隱形殺手」，讓我們失去警覺而喪命！

在臨床上也經常發現，當「一滴血檢測」顯現「大體積結晶的膽固醇、三酸甘油脂、血小板等凝集」時，雙側頸總動脈仍未出現異常跡象，可是幾個月或一年後，這些病例都會出現雙側頸總動脈的異常病變現象，接著開始出現胸悶、心悸、頭暈、手麻等臨床症狀，更有部分案例跳過臨床症狀，直接突發腦中風、腦溢血或心肌梗塞的猝死。

心、腦血管專家的醫生們，必需早日考慮將專業「一滴血」的生物超音波顯微檢測，以及頸總動脈的杜普勒超音波檢查，列入常

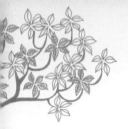

規檢測。此外，特別呼籲所有心、腦血管的病人及親友，為了自身
健康與安全，請主動要求醫生做這些專案檢查！

「另類」檢測是萬能？

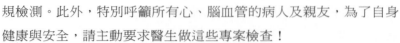

　　經過「一滴血」等專業另類檢測的病人，連個人最隱私的「痔
瘡」都被診斷出來時，不禁提出「這另類檢查簡直是萬能」、「只
要做另類檢查就好，不需要其他健康檢查了」，或是「另類檢查可
以替代任何西醫的檢查」等想法。當病人被「另類」檢測的精確所
震撼時，提出這種不正確的看法是可以理解的。

各類檢查都有極限

　　每個人天生的「特異本能」──人體內任何器官功能狀態的
訊息，會印記於流經的血液、血球或虹膜上，甚至出現夢裡。
然而，這神奇的病變訊息，卻無法告知人們病變的精確位置、程度等
資訊，譬如檢測出體內「重金屬殘留」訊息，但無法測知是何種重金
屬，也不知道殘留的量與濃度。又例如心肌缺氧的訊息，可能出現心
絞痛、心肌梗塞或心律不整的症狀，也可能心電圖正常而稍有胸悶，
甚至尚未出現任何不正常的症狀，只是輕微的初期缺氧而已。

　　然而，如果血液中顯示「巨大體積的結晶斑塊」的訊息時，不
論是否出現心臟的臨床症狀，都應馬上採取適當的預防及治療，否
則可能隨時突發心肌梗塞或猝死。如果顯示「氧化自由基」的癌症
特殊訊息時，另類訊息並無法顯示癌腫瘤的大小，以及是否蔓延和
癌細胞種類。

　　由以上現象，正是「另類檢測」引起若干爭議的主因。倘若

單憑「另類」的檢測報告，沒有配合主流西醫的檢查儀器，進一步定位與細分而隨意推論、診斷，可能淪為「妖言惑眾」或「誇大其詞」的非專業「吹牛」。但是，如果受限於器官「代償作用」、「病變初期」或主流儀器的種種極限，未能及時發現或藐視病變的預警訊息，病人也可能陷於生命與健康的危機之中。

每個人的生命都無比珍貴，任何對生命健康有所幫助的檢測儀器與治療方法，都值得參考採納。身為主流醫生，應該以病人的生命與健康為要，不應存有自我價值的本位意識，斥其他領域的人類醫學為「另類」。

前些年，某教學醫院的「心臟科」專家，做過所有生化抽血化驗、超音波、核磁共振……等全身健康檢查，得到「完全正常」的檢查報告後不久，卻喪身於「心肌梗塞的猝死」之手。這是諷刺還是無奈？「專家猝死於自己的專長」！這正是「主流西醫」的盲點所在，因為「心肌梗塞之猝死」，不可能在短時間內從「正常」變成心臟病，必然是心肌細胞因長期缺氧而逐漸形成。

當血液中有粗大體積的血栓、血脂肪或血小板斑塊，突然堵住心臟的冠狀動脈，便引發心肌嚴重缺氧而導致猝死。這種「心腦血管梗塞的危險訊息」，以目前「主流西醫」的所有檢查儀器，都無法提供明確的預警，但是生物高倍顯微鏡（專業一滴血檢測）卻可顯示：粗大結晶體積的血脂、血栓等斑塊。唯有採取必要預防措施，方可彌補「主流西醫」的盲點。

「另類」檢查沒有誤差與盲點嗎？

以上幾種「另類」檢查方法，對心腦血管的病變有何幫助？又

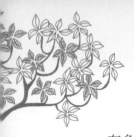

有多少準確度？難道沒誤差嗎？有的，任何儀器及人都可能失誤及誤差，尤其是訊息的顯示，一是檢測專家的判斷能力不足時，一是儀器因種種原因發出誤差的訊息時。曾在演講會或座談會中，多次以「火災」為例子解說，當前主流西醫檢測與另類訊息檢測的特色與盲點：「眼見為憑」是最合乎科學的論證，可是據此救災滅火的結果，卻經常因為慢了半拍，而燒毀一大半，甚至付之一炬！

現代人類變聰明了，以偵測濃煙與溫高「火災警報器」，來預防火災。只要煙稍微增加，溫度稍微上升，警報器即大聲鳴響，提醒大家逃生並提早救火。提早的幾秒之間，就可搶救不少生命與財產，逃生的人只聽到警鈴大作，可能還不知道那裡著火；這就是「另類」訊息檢查的特色。

然而，「火災警報器」是一種靈敏的訊息儀器，只要對警報器吹幾口煙，或以打火機燻燒幾秒鐘，「火災警報器」一定開始嗚嗚作響；這種誤差及盲點，正是「另類」訊息檢測的誤差與盲點。請問，是否因為「火災警報器」的盲點而排斥它？然而，同樣關乎人體生命健康的訊息檢測，為何至今主流醫學及世人還無法接納？

普天之下，沒有萬能的儀器，「另類檢測」有其優越的特殊性，也有其極限，仍需其他儀器加以補強。因此，一貫主張波動能量訊息檢查，應該採取「整合」的檢查，當各種「另類」檢查訊息，指向同一個器官或組織細胞的病變，這個訊息檢查報告就具有可靠性與準確性，千萬不可以忽視。尤其觀察與追蹤「另類」檢查中，可能與生命汲汲相關的「癌症高危險的訊息」或「心、腦缺氧的訊息」。

從事「另類」訊息檢測的專家，最好整合所有另類訊息檢測

方法，不可單憑一種訊息而輕意下定論。否則，稍一不慎的失誤，可能招致主流西醫的批判，直指這些「另類」檢查荒繆至極！務必根據多方面的訊息比對，才能更精確的診斷，一來可以真正造福人類，二來避免受到無情的打擊，損及「另類」醫學的發展，而造成一般大眾的健康損失。

如何面對猝死的高危險訊息

當出現高血脂、高膽固醇、脂肪肝、高血糖、高血壓等，與心、腦血管病變有關的現象時，除了一般健康檢查之外，應該追加以下檢查：血液中血脂斑塊、膽固醇結晶、血小板聚集等的體積大小，頸總動脈的血流量、血流速是否正常，以及是否粥狀斑塊阻塞。人體最微細血管的口徑，大約只有六顆紅血球的大小，如果血液中的斑塊、結晶體積大於六顆紅血球的直徑，可能引發末稍動脈血管栓塞。因此，血脂斑塊、膽固醇結晶及血小板聚集的體積，是引發猝死的高危險重要訊息。

另一種猝死高危險的重要訊息，是頸總動脈血管壁粥狀斑塊的體積大小。當管徑粗大、血流強勁的頸總動脈出現斑塊阻塞，可以想見，人體其他細小動脈的粥狀斑塊病變必然更加嚴重。何況，強大的血流動力，可能隨時沖走過大的粥狀斑塊，引起心、腦血管的栓塞或猝死突發。

因此，血液的血脂斑塊、膽固醇結晶與血小板凝集的體積大小，比一般血液檢查中的濃度與數量更為重要。而頸總動脈的血流量、血流速與粥狀斑塊體積大小，引發中風、心肌梗塞或猝死的重要性，必然比「血壓高低」更具關健性。所以凡是高血壓、糖尿

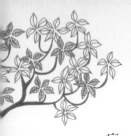

病、脂肪肝、高膽固醇、高三酸甘油脂，以及具有腦中風、心肌梗塞、心絞痛、心血管阻塞病史者，或曾做過「支架手術」……等心、腦血管疾病史的人，依病症的嚴重程度，必須一個月、三個月或半年定期追蹤以上重要警訊，提早預警與防治。

　　每一位醫師，規勸病人做任何運動之前，應先瞭解病人以上的重要訊息，一旦發現血液中血脂斑塊、膽固醇結晶及血小板凝集體積過大時，或者頸總動脈出現粥狀斑塊阻塞時，絕對不可囑咐病人採取任何運動（包括慢走、散步），否則如同讓病人白白「送死」。除非，以上的高危險警訊排除或消失，才可以建議病人做任何運動。

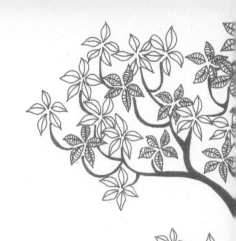

5

猝死不要來

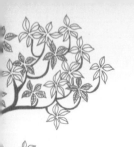

猝死高危險群的自我預警

「來無影、去無踪」的猝死，是難以防備的「隱形殺手」，它總是出其不備地祭出「必殺」手段，令人提心吊膽卻又不知所措，心、腦血管專家們更是焦頭爛額、束手無策，甚至賠上了自己與親朋好友的生命。面對這「神出鬼沒」的猝死，應該秉持著「知彼知已，百戰百勝」，這放諸四海皆準的應戰精神。

猝死的高危險群

當然，「求人不如求已」，人人都應該有危機意識，自我警惕、自我審視，看看自己是不是「猝死的高危險群」？

猝死的高危險群可分為「已知」與「未知」兩大群體，詳述如下：

1.已知高危險群：

曾有腦中風、腦溢血、心絞痛、心肌梗塞、血管支架手術、頸總動脈斑塊刮除術......等病史者，是已經發生心、腦血管病變與病症的群體，屬於已知高危險群。這些從「死神」之手幸運「脫逃」的人，如何面對與防治「死神」再度侵襲？是非常重要的。

2.未知高危險群：

可能已出現心、腦血管病變，如高血壓、糖尿病、脂肪肝、高膽固醇、高血脂、心律不整等初期現象，但是還沒發生嚴重的併發症，這屬於未知高危險群。當然，也有可能還沒有任何病變與病症現象，這是最可怕、最無辜，也是最未知的高危險群，更是「猝死」最喜歡的群體，一旦慘遭「猝然突發的毒手」，毫無防備的生命立刻殞落。

　　目前，主流西醫對於猝死的診斷與預警，有其極限與盲點。不管是已知高危險群或未知高危險群，不想淪為猝死殺手下的冤魂，就必須自我警惕與自我防治，以彌補主流醫學的不足，協助心、腦血管專家防治「猝死」的侵害，保護自己的寶貴生命。

猝死的DIY預警

　　單憑當前主流西醫的儀器檢測，仍有不足之處，因此，每一位心、腦血管病變者應自我警惕，並自我感應體內的預警訊息。以下DIY檢測可供參考：

　　▲舌診：早晚洗臉時，透過鏡子觀察自己的舌尖，是否顯現
　　　「紅褐色小芒刺（斑點）」。

　　▲夢境：是否經常出現與火或紅色相關的夢。

　　▲身體感覺：留意是否有胸悶、左胸刺痛、頭暈、頭刺痛、呼
　　　吸不順暢等症狀。

　　▲臂力能量測定（muscle test）：比較左胸心臟部位、腦部與
　　　身體其他部位；以右手臂支持力，感覺心臟部位是否「支持力
　　　比較弱」。

　　以上是人體的自我主觀感覺及自我感應的訊息現象，這些不起眼的警訊，雖然不是很客觀，卻可能救人一命！

　　所以，當出現以上預警訊息，必須再自我認清與認知以下的檢測：

1.血液中「膽固醇、血脂、血小板的結晶體積大小」：

　　猝死的元兇與決定性要素，應該是血液中**大體積**的血脂及膽

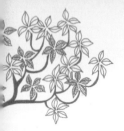

固醇結晶體，甚至血栓及斑塊。我們必須破除「高血脂、高膽固醇的迷思」，重視「大體積血脂、大體積膽固醇」的正確觀念：「**體積越大，引發心、腦血管病變及猝死機率越高**」。一旦發現大體積的血脂、膽固醇或血小板結晶時，不論是否出現臨床症狀，或任何儀器檢查結果仍屬「正常」，也應警惕「猝死」的突發！

2.「心肌缺氧」與「腦部缺氧」的訊息：

切記！缺氧訊息需要藉助專業一滴血檢測，提供清晰度高的影像，而不是銷售保健品或塑身健美中心，「低於2萬5千倍」不清晰的噱頭檢測。

3.紅外線熱感掃描（MTD）：

當腦部或心肌供血、供氧不足時，溫度立刻會降低，站在紅外線熱感掃描儀器前，立刻可以偵測身體各部位的溫度，並從彩色影像判讀健康狀況，溫度低的呈現藍綠能，溫度高的呈現橙紅色。當彩色影像顯現深藍色，代表該部位嚴重缺氧。

4.雙側頸總動脈杜普勒超音波：

雙側頸總動脈杜普勒超音波，可以測量血流量、血流速，以及是否發生粥狀斑塊阻塞與其體積的大小，獲得預防猝死的先機。

如果以上各種不同儀器的訊息及檢查報告，都顯示高危險的訊息，務必要再以主流西醫的精密儀器深入檢測（如CT電腦斷層掃描等）。當各項檢查都出現相同結果，表示心、腦血管病變已經相當嚴重，應自動列入猝死高危險群而防治。如果DIY各項訊息的感應認知及另類檢測，都偏向心、腦血管病變的不正常訊息，主流西醫檢查報告卻有所差異時，不可掉以輕心視為「**假陽性**」。

　　事實上，並非「另類檢測的訊息」是「假陽性」，而是主流西醫檢測報告為「**假陰性**」。換言之，心、腦血管已開始病變，心臟與腦部因供血不足而缺氧，但是未達病症出現的程度，也就是說心、腦血管的健康指數在病變臨界點。身體不再是九十分以上的健康狀態，僅有五十五分或六十分的健康與正常——處於「**亞健康**」狀態。

　　亞健康狀態，有如「足球比賽的黃牌警告、十字路口的黃燈，更像岌岌可危的義大利比薩斜塔」，猝死與疾病可能隨時降臨與出現，必須謹慎提防與改善，更要尋求適當有效的理想防治方法。

猝死的DIY緊急救治

　　心、腦血管病變的突發，引起心臟與腦部嚴重缺氧，是猝死的元兇。因此，一旦突發「猝死」，可能先出現呼吸困難而後昏迷及心跳停止，第一時間必需靠自己或周圍任何人，在醫護人員及救護車未抵達之前，予以緊急救治。

　　目前，CPR是突發猝死時，唯一人們可以DIY救治的方法。但是，如果警覺性不夠，或太相信當前主流醫學的檢查與診斷，忽視這些潛在的危機訊息，則經常會措手不及，連CPR也發揮不了效果。

　　凡是出現「DIY預警的訊息」，即應列入猝死高危險群體，並在居家、辦公、旅途等任何場所，隨時隨地準備簡易「氧氣袋或氧氣筒」。如果高危險群的親友、同事、家人、司機、傭人也都能學會CPR，那猝死之神就不敢隨便下殺手，對我們存在三分敬畏。

　　或許，這是一件相當麻煩的事，但「求生存」本來就不是一件容易的事，倘若我們不尊重自己的生命，死神自然也不會尊重你，毫不客氣地對你下手。

猝死的DIY防治

　　雖然，書中一再提到飲食療法、有氧運動、保健食品，並不能十分有效地防治猝死，但是這些日常的DIY保健，並非一無是處。大家也千萬不要認為，透過日常保健就可以完全防治猝死，還是需要隨時監控「高危險」的訊息。防範猝死，不可以本末倒置，應該先逆轉動脈血管的多年病變，修復內皮細胞的損傷，並恢復自製「NO」的功能，再透過日常保健來防治。

　　面對身體的心血管病病變，如同清理一間滿是灰塵的破舊房子，需要全面整修與大掃除（綠能整合療法）之後，才能透過偶爾清理、揮揮灰塵（降血脂、保健食品），來保持清潔乾淨的居住環境。

日常DIY保健

　　大多數人在身體失去健康時，才會意識到「保健」的重要，卻經常為時已晚。其實，日常DIY保健之道，不外是：常運動、注意飲食、不抽煙、不喝酒、睡眠充足、補充維生素，與減輕內外在的壓力等「老生常談」。

　　雖然都是耳熟能詳、看似簡單的幾句話，卻又有幾個人能真正做到呢？可能少之又少。即使做到了，身體狀況卻依然日漸衰退，最後還是出現了高血壓、高血脂症、糖尿病及心、腦血管疾病等狀況，為什麼根據醫生及專家的建議方法保健，結果還是如此不理想？以下提出六大自我保健的建議，供大家參考：

1.適當的有氧運動

　　每個人都知道運動的好處，但如何才算適當？舉例來說，高爾夫球是很好的運動，尤其「漫步」於綠茵滿地、空氣清新的球場，

對於人體健康絕對有幫助與益處，但是為什麼猝死於球場的消息時
有耳聞？

不妨想想，大多數人是如何打高爾夫球？為了趕早場的開球，
不管睡眠時間夠不夠，大約五點多天未亮就起床了；打球時，開始
比賽每杆多少錢，因此每揮一杆都相當謹慎及緊張萬分；打完球，
贏的人宴請大家，大吃大喝後再繼續唱歌或打牌。這種方式打高爾
夫球，不但無法達到一點休閒保健作用，反而增添勞累與壓力，怎
麼可能不「猝死」呢？

運動過量會造成猝死，活動量不足也會造成猝死；以下這些不
良的生活習慣，都會導致活動量的缺乏，應該極力避免。

▲避免多坐少動：高血脂的形成原因中，活動量不夠比飲食
　過量來得嚴重。調查顯示，絕大多數心、腦血管疾病患者
　習慣於久坐或不活動，有些患者甚至從不從事體能運動。
　中年以後，人體的新陳代謝功能逐漸衰退，運動量也隨之
　減少；如果再長期不運動，則會導致體內過剩的營養轉化
　成脂肪及糖類；這些血脂肪沉積於動脈血管內皮細胞，破
　壞了血管內皮細胞自製「NO」的功能，促使動脈血管產生
　粥狀斑塊硬化與阻塞，導致心、腦血管疾病與「猝死」的
　發生。

▲不可生活散漫及精神萎靡：研究證明，白天精神萎靡、睡
　覺過多，以及工作過於輕鬆和散漫生活，也是心、腦血管
　病變的危險因子之一。生活有規律和適當工作壓力者，反
　而不易引發高血脂肪、高膽固醇，罹患心、腦血管疾病的
　機率相對減少。而適度的「有氧運動」，有助於心、腦血管內

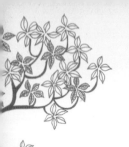

皮組織細胞的健康,以及天然心臟病藥「NO」的自製。

2.防治猝死的飲食建議:

防治猝死的第一步,就是徹底改變飲食習慣飲食:避免大吃大喝,盡量減少應酬;多吃蔬菜水果,少吃肉類脂肪。此外,以下原則也要保握:

▲多喝水:每人每天至少補充2000毫升以上水分,可多喝菜湯、番茄湯、冬瓜湯、綠豆湯和淡綠茶水。早上起床後、晚上臨睡前及洗澡前後,最好喝一杯水,以防出汗過多,引起血液濃縮和血壓升高。

▲宜清淡:尤其是夏季飲食宜清淡,少食高脂肪、高膽固醇的食物,多吃新鮮蔬菜、水果、豆製品、紫菜等。平日,最好以大量蔬菜水果,代替飯、麵等主食的碳水化合物;肉類則以魚為優先,宜採清蒸或煮湯,紅燒及油炸次之。在肉類的選擇順序上,謹記「水中游,天上飛,兩隻腳,四條腿」的原則;「水中游」的魚類是首選,接著是「天上飛」的鳥類,然後雞、鴨、鵝「兩隻腳」的動物,又勝過「四條腿」的牛、羊、豬。假如很想吃豬肉,每三到四天,吃一小片過過癮就好,千萬不可吃太多。因為豬肉的動物脂肪比例最高,豬油的黏度較高,常溫之下豬油就會「結凍」,高至四五十度的熱鍋仍不易溶解,所以最好少吃。同時,應該養成健康的飲食習慣,經常吃以下幾類食品:

▲有葉蔬菜:有葉蔬菜,如綠花椰菜、高麗菜、球芽甘藍、油菜、芹菜等,可以提供大量的纖維、維生素和微量元素,防止心、腦血管硬化。

▲亮色蔬菜：具有鮮亮色素的蔬菜，如洋蔥、菠菜、南瓜、紅薯、萵苣、胡蘿蔔、櫛瓜、紅辣椒、綠辣椒、彩椒等，不僅富含微量元素、維生素和纖維，而且具有抗氧化的生物素，可以幫助降低血脂、防止血管硬化。據說，多吃洋蔥對心、腦血管硬化有改善作用，特別是針對腦血管硬化引起的偏頭痛患者。

▲新鮮水果：水果富含微量元素、維生素、纖維和抗氧化生物素，如葡萄、杏子、蘋果、桃子、番茄、草莓等，可以幫助預防心、腦血管疾病。

▲全穀類食物：全穀類食物，如含麩麵粉做的麵包、燕麥片、糙米、爆米花等，含有大量纖維素，同樣能減少低密度膽固醇（壞膽固醇），防止血管硬化。

▲選用菜油、橄欖油或大豆油：這些植物油中富含 ω-3脂肪酸（一種多聚不飽和脂肪酸）和其他不飽和脂肪酸，有助於維持心、腦血管功能正常。但是，這些油不可用於油炸。

▲低脂肪或不含脂肪的乳製品：以低脂肪或不含脂肪的乳製品，如低脂或無脂牛奶、優酪乳、低脂乳酪等，替代高脂肪乳製品，可以大大降低心、腦血管疾病的危險性。

▲深海魚類：深海魚類富含 ω-3多聚不飽和脂肪酸，如沙丁魚、金槍魚、旗魚、鮭魚等，有益於心、腦血管健康。

▲豆類食品：含有大量有益於心臟與腦血管健康的植物蛋白、脂類和纖維。如：豆漿，豆腐乾，豆腐，乾豆或鮮豆等。

▲低濃度酒：適量的低濃度酒，如紅葡萄酒和啤酒等，可以幫助

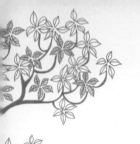

降低壞膽固醇（低密度膽固醇），從而減少心、腦血管病變的
危險。

▲蜂蜜：蜂蜜具有擴張冠狀動脈和營養心肌的作用，可以改
善心肌功能，並有調節血壓的作用，高血壓、動脈硬化、心
臟病患者，每天早晚各飲一杯蜂蜜水，也有益健康。但是，
合併糖尿病者，宜慎之！

3.抗壓DIY：

適當的工作壓力，有助於生活不至散漫、精神不振，而促進身
體的健康。但是工作壓力過大，也會引起情緒緊張，腎上腺素分泌
過量，引起全身肌肉緊繃、血管痙攣縮小，因而血壓升高，血管內
皮細胞損壞，並產生心、腦血管病變。可見「過與不及」，都會危
害身、心、靈，唯有平衡之道，才是健康長壽之方。

減壓的方法很多，每個人可以選擇幾項適合自己的，並持之
以恆地實行。例如，閒暇時閱讀精采幽默的小品文章、聆聽優雅的
音樂、靜坐禪修，或上教堂、寺廟祈禱、禮佛等等。但是許多人都
說：我知道放鬆很重要，但就是不得不忙碌，不得不應酬，有種種
做不到的理由。事實上，生命是自己的，時間是自己找出來的。

4.忙＝心亡＝心死＝猝死：

「忙到沒時間生病」，是許多衝刺事業的人經常掛在嘴上的
「口頭禪」。臨床門診中，也經常發現「忙到沒時間生病」這些現
象。雖然沒時間生病，卻經常不經由「生病過程」，而直接引發
「猝死」。忙造成心亡、心死，則造成猝死的機會大增。

2004年初，上海台商協會李會長，應邀考察西安。宴會時，看

身旁一位電子業溫姓企業家，猛吃一大堆藥，詢問之下發現他患有「多年糖尿病、高血壓、心臟病、高尿酸、脂肪肝等等」。因為李會長患多年高血壓，親戚中有三十多位主流西醫，人人都勸他服用降血壓藥，但是他不想「終生服藥」而採信「另類」醫生。60多歲還能去西藏拉薩考察，旅途中也沒有出現任何高原反應。

李會長便介紹「另類」醫生給溫先生，推薦他到上海接受「整合醫學療法」試試。溫先生口頭上允諾，卻因行程已排定，尚需「忙」一段時間，等「忙完了」再到上海接受這種「新療法」。令人遺憾的是，溫先生回台北不到半個月，即突發「猝死」，甚至引起頭條意外的大新聞。李會長每當談起這段往事，總有無限感慨與惋惜，久久不能釋懷。雖然接受另類療法不一定有所幫助，但總是一次機會，現在卻因「忙」而亡，豈不可惜！

真實案例：

一位林先生46歲，年輕力壯，是大陸成功台資企業「×成集團」的協理，在昆山負責新建電子工廠。2005年、大年初八，因頭痛來看診；他剛從臺灣過完春節回來，當初以為感冒，在林口某大醫院看了一星期門診，病症仍不見好轉，因為公司業務繁忙不得不回昆山上班。每到夜晚頭痛更加嚴重，痛起來似刀割針刺一般，痛得令人想用頭去撞牆，整晚根本都沒辦法入睡。

經由「專業一滴血」訊息檢測，發現腦部及心臟缺氧相當屬害。由於他從未聽過「波動訊息能量檢測」，不太相信檢測結果；加上這次年假回臺灣，才剛在大醫院做過全身健康

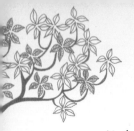

檢查，所有檢查報告都顯示正常。因此，他希望趕快治好頭痛就可以了，其他問題以後再說，所以採用治療「高山症」的方法，增加他的血液含氧量，暫時控制住頭痛病症。

兩天後，頭痛症狀完全消除，睡眠也恢復正常，於是再度建議他做腦部和心臟的深入檢查，以便瞭解缺氧程度。由於他將要接手公司副總的職務，事務比較繁「忙」，只勉強答應以後抽空再做檢查與治療。

事隔一個月之後，林先生公司的總經理及認識他的電子界朋友，打電話來說：他「走了」。前一天晚上，睡覺前還好好的，結果今天早上沒來上班，大家在宿舍發現他睡在床上，但已經「走了」。經公安機關法醫解剖，確定是「心肌梗塞引起猝死」，年僅46歲。這位擁有大好前程的壯年人，卻丟下年邁的父母和年幼的妻兒，「再也不繁忙」不聲不響地「走了」，真是令人扼腕歎息！

當今，因「忙」而喪命「猝死」，幾乎隨時隨地都在「上演」。大家何時能悟？即使如「悟」字，忄=心，吾=自己，也唯有自己自我關心，自我有心，自我小心，才能悟透「猝死＝心亡＝忙」的定律；明白「忙」是心、腦血管病變的溫床，是「猝死」的催命符！

5.認清健康食品、保健品：

認清健康食品、保健品：的正確使用原則與方法

當美國約翰‧P.‧庫克發現地中海飲食，以及多種維生素、抗氧化物，對人體心、腦血管內皮組織的健康，具有相當大的助益。

因此，近十年來，世人風行口服各種健康食品及保健品，每年成長數百億美元的市場。

然而，依據專家統計，人類十大死因之心、腦血管病變，並沒有降低多少，總和仍占十大死因之首。專家發現，健康食品及保健品的服用，只能延緩心、腦血管病的發生，並沒有減少發生率；因為美式速食的流行，反而讓心、腦血管病變提早於兒童期開始發生。原因何在？專家們眾說芸芸，卻始終無法提出明確、合理的解說。

事實上，人體心、腦血管的粥狀斑塊硬化的病變，是歷經數十年的長期慢性病變過程。換句話說，這些病變是因為長期飲食不正常，長期維生素、微量元素、胺基酸的缺乏，加上其他因素如情緒壓力、抽煙、好吃懶做、不運動等，以及高血脂、高膽固醇、高血壓、高血糖…等因子的刺激，造成心、腦血管內皮細胞的損傷，影響自製「NO」的功能。

當步入四、五十歲，人體動脈血管出現病症時，才開始醒悟，正如「不見棺材、不流淚」，終於願意注重身體的健康與保養。然而，長達四、五十年的血管病變，怎麼可能經過幾個月的飲食療法，或幾瓶健康食品或保健品，使損傷的心、腦血管內皮細胞恢復正常？如果能防止心、腦血管內皮細胞進一步的損傷，已屬難能可貴。

然而，礙於人之本性與習性，難以貫徹理想飲食療法及其他保健方法，根本不能逆轉病變的心、腦血管組織。況且，口服健康食品與保健品，因每個人胃酸的破壞程度與吸收功能力好壞不同，不可能100%吸收，助益不大。

健康食品與保健品只能減緩心、腦血管的病變，並不能逆轉病變，修復血管內皮細胞的損傷，恢復自製「NO」的功能。因此，

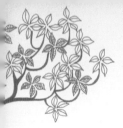

服用了大量健康食品或保健品，仍然引發中風、心肌梗塞、心血管支架再度手術或猝死，仍大有人在。

如何才能得到理想的保健防治效果？

一旦出現心、腦血管病變，為了預防中風、心肌梗塞、再度心血管支架手術或「猝死」，應先以「綠能整合療法」激發血管內皮細胞恢復自製「NO」的功能，逆轉血管粥狀斑塊阻塞與硬化。之後，再配合飲食療法、口服健康食品與保健品等，才能真正徹底保健與防治心、腦血管的病變，才能真正跟「猝死」永遠說「NO」。

能量保健有效？

最近，數位病友買了「能量保健品、能量水」，諮詢是否「真的有效」？人體需要多種能量，例如光譜、音樂、電場、磁場的頻率能量，但是「能量」看不到、摸不著，依照共振原理是可以共振於保健品及液體中，但是「能量」有半衰期，如何在第一時間服用？而且，「能量」的觀念不是「有或沒有」，也不是「強或弱」，而是「適合或不適合」。因此，凡是誇大說「產品具有共振能量」，仍應提高警覺，畢竟這些產品的能量是否適合，難以論斷。

由於，人體需要多種的能量與訊息，如同需要多種維生素及微量元素，所以「綠能整合醫學療法」是依據個別需求，採用適合的能量與訊息。然而，不論如何保健與防治，應於半個月或一個月，以多種儀器追蹤與對比效果，就比較不會「上當」！

舊病不復發

當病人病情回穩後，病人及親屬最擔心的，莫過於「復發」的

問題。這個問題之所以令人擔憂，主要因為目前太多的病症，一旦停藥或停止治療，病症馬上再度出現，例如高血壓、中風、心肌梗塞等心、腦血管疾病，以及糖尿病、脂肪肝、失眠、憂鬱症和其他精神情緒病等長期慢性病。然而，希望由控制治療達到完全治癒的程度，不再需要「終生服藥」，卻是當今主流醫學的最大挑戰與研究課題。

「復發」與「再患」之別

　　心、腦血管病變的「再患」與「復發」之間，在診斷與防治的方法上，其實沒有多大差異。然而，在基本病情上，病症是否再復發，與治癒後再患病是有所區別。

　　「復發」是原有病變尚未完全恢復正常功能，只是受到控制而已，一旦停止治療或繼續控制式的治療中，病變仍舊惡化與復發。目前，主流醫學對於心、腦血管病變等長期慢性病症，大多採取「控制」治療，而病患也都處於「暫時控制」的狀態，一旦停止治療即失控而復發，所以不能停藥。

　　「再患」則是原有病變已完全消除，器官細胞完全恢復正常功能，只是再度面臨同一病因，又再度病變，如流行性感冒等屬於「再感染或再患」。當心、腦血管沒任何阻塞、狹窄，血流速與血流量都恢復正常後，如果引發心、腦血管病變的因素，如營養過剩、營養失衡、抽煙、酗酒、高血粘度、高膽固醇、高血脂……等等再度出現，又再度損傷血管內皮組織，降低「NO」自製功能。這種情況下，當然會再度引發中風、心肌梗塞、動脈粥狀硬化等病變「再患」。

「虎口餘生」之後

　　從心、腦血管病變，如中風、腦溢血、心肌梗塞或猝死的「虎

179

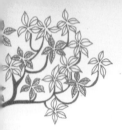

口」之下逃生者，無不心有餘悸，擔心再度「羊入虎口」。因此，在臨床門診中，經常從他們提出的疑問中，感受到憂慮：

▲腦中風或腦出血後，該怎麼辦？

▲做了「支架手術」後，該怎麼辦？

▲又要再做「支架手術」了，該怎麼辦？

▲心血管阻塞並鈣化，該怎麼辦？

▲頸動脈做了「斑塊刮除術」後，該怎麼辦？

▲發作了一次心肌梗塞，以後該怎麼辦？

種種急迫性的生命交關問題，一一被提出，由此可見，主流醫學一直沒有理想的、令人滿意的防治方法。

到底「做了支架手術後，該怎麼辦？」一直困擾大家，連心臟科專家也無法提出令人滿意的答案。有人曾因心臟血管粥狀斑塊阻塞與狹窄，引發心肌供血不足且缺氧的病症，做了「心血管支架手術」之後，心血管的供血及心肌缺氧病症，獲得改善。接着，服用心臟科專家醫生的「抗凝血劑」、降血脂、降膽固醇等處方藥物，預防其他部位的心血管再阻塞或狹窄，並預防支架手術部位產生血栓；病人同時改變了飲食、生活、抽煙等日常習慣，並每天做定時、定量的有氧運動，如散步、快步、太極拳、高爾夫球等活動。然而，幾個月或一、兩年後，卻需要再度做「心血管支架手術」，也是大有人在。

千萬不要以為吃了降血壓藥、降血脂、血管擴張劑，以及心、腦血管保健品或阿斯匹靈等抗凝血劑之後，血壓控制得很好，膽固醇降在標準值之下，就以為遠離了中風、心肌梗塞以及猝死，那實在是大錯特錯了！

藥物不是萬能

　　這些藥物治療，如果能暫時延緩心、腦血管病變，就已經相當不錯了。因為，當第一次發作過腦中風、腦溢血或心肌梗塞之後，以當前延緩與控制的防治方法，心、腦動脈血管內皮組織根本無法恢復正常，導致所有心、腦血管疾病的病人，最後還是喪命於再度復發的病變。

　　事實上，心血管病變進行支架手術，目的在於疏通阻塞最嚴重部位的心血管，讓心肌不致於因供血不足，引起心肌缺氧的心絞痛、心肌梗塞或猝死。但是，心、腦血管粥狀斑塊阻塞的病變，是全身性、全面性的動脈血管病變，沒做「**心血管支架**」的其他血管，其實也都產生了「**粥狀斑塊阻塞**」的病變，只是「**比較不嚴重**」而已。

　　這些「比較不嚴重」的病變血管，有朝一日變得更加嚴重，就可能造成心、腦血管阻塞或狹窄，再度引起心肌供血不足的缺氧。當然，只好再度做「心血管支架」了。

　　另一種情況，原本做了支架手術的部位，再度復發「再狹窄」。支架手術只是將「粥狀斑塊阻塞」的血管，以一種精細的網狀支架「撐開」，讓阻塞狹窄部位的血管擴張疏通，並沒有真正針對阻塞狹窄病變的血管壁予以治療。

　　反而，血管壁的內皮組織細胞，受到人工網狀支架的刺激，可能形成更大損傷與破壞，此外，外來的網狀支架容易引發「白血球的聚集」──異物免疫反應作用，容易引發血小板的聚集而凝成「血栓」，引起支架手術部位又復發。

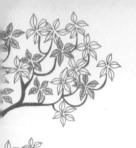

灰色人生變彩色的關鍵

如何檢測「再度復發的訊息」？應該採取什麼防治方案？是當前人類醫學的兩大難題與課題，關係著心、腦血管疾病會不會再度復發，也關係著病變能不能徹底恢復正常，是「灰色人生」能不能恢復「彩色、活力的人生」的關鍵所在。

Q：如何評估與檢測，專家醫生的防治方法是否達到預期效果，是否呈現「再度復發的高警訊」？

大家都知道，引發動脈血管栓塞之前，血管粥狀病變會更加嚴重。其實，在血管粥狀與阻塞病變之前，血液中會先呈現血球、血脂、膽固醇、血糖、血小板的不正常凝集現象。

依照物理學理論，可以衡量與評估：「數量與濃度」跟「體積與重量」，對於沉積與阻塞的物理作用相關性。相信上自天才如愛因斯坦再世，下至國小學生都知道「體積與重量」對於沉積與阻塞的影響，比「數量與濃度」來得大，除非進入外太空的「失重狀態」。

令人既驚訝又疑惑的是，當今國際上出類拔萃的主流醫生，與最頂尖優秀的「心、腦血管專家」，為何至今仍看不透這個「簡單的物理學現象」呢？一直不願關注血球、血脂、膽固醇、血糖、血小板等結晶或斑塊大小的「質變」，只在乎量與濃度的數字變化？

甚至醫療衛生主管機構，依然持續教育及灌輸全世界人類，只跟著關心血液中成分「量與濃度」的變化。為何如此？沒人知道嗎？是因為一流藥廠尚未發明縮小或化解「大體積結晶與斑塊」的藥嗎？

事實上，血脂、膽固醇、血糖及血小板的結晶「體積與重量」，

才是引發心、腦血管粥狀斑塊阻塞病變的主因。主流西醫遺漏了這主要因素，當然無法預防腦中風、心肌梗塞及猝死的「意外突發」。

以下是將再度發作心、腦血管疾病或猝死的重要預警訊息，一旦警訊出現，必需馬上接受有效防治，直到預警訊息恢復正常。

▲每三個月定期追蹤「血脂、膽固醇、血小板凝集的體積狀況」，以及血球凝集重疊、心肌缺氧及腦部缺氧的預警訊息。當血小板出現凝集的大斑塊，表示「抗凝血劑」的治療未達預期效果，如果再沒有恰當的防治，不久可能需要再做「支架手術」。

▲當結晶體積太大時，或出現胸悶、手麻等症狀時，都應再檢測頸總動脈杜普勒超音波，查明血流量、血流速，以及是否粥狀斑塊阻塞與其體積大小。

Q：如何防治引發中風、腦溢血或心肌梗塞的主因？

多位諾貝爾醫學獎得主，一致認為「促使心、腦血管內皮細胞恢復自製天然心、腦血管藥——「NO」，才是解決腦中風、腦溢血或心肌梗塞「再度發作」的根本大法。」

經由主流西醫的藥物治療，一個月後仍無法解除血小板凝集時，為了自己的寶貴生命，應該更換防治方案，當採用如中醫、順勢療法、自然療法、飲食營養保健品等防治方法。如果超過一個月，血小板大體積的凝集訊息仍未消失與分散，則建議採用「綠能整合療法」，如此才能避免「一再做心血管支架手術」，還能有效防治腦中風、心肌梗塞，甚至「猝死」的突發。

當人體產生「自癒作用」，逆轉多年的心、腦血管病變之後，再採用飲食療法、有氧運動保健、營養保健品、抗凝血藥物、降

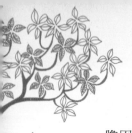

膽固醇、清血脂⋯⋯等方法，防治「再患」或「復發」，便能產生「事半功倍」的理想保健防治效果。如果每隔一段時間，接受「綠能整合療法」的定期保健，則能彌補人之怠惰及控制不住的本性──「好吃懶做」。體內才能永保「綠能內在生存環保」，不必再擔心「復發」或「再患」的問題。

Q：具有「心、腦血管病變與疾病」家族史者，該如何DIY防治？

基本上，每個具有「心、腦血管疾病家族史」的人，都十分關心「如何自我防治」的問題。

家族病史，是一種家族的遺傳基因問題，依據專家的研究發現，具有心、腦血管病變家族史，比沒家族史者更容易突發心、腦血管疾病及猝死，所以應該特別重視防治。所以凡是心、腦血管病變的家族史者，心中猶如有一個粗重的大石頭，從小一直壓抑、擔憂著，深怕它隨時突發，現在依各別的健康狀態，建議採取以下有效的防治觀念與方法：

1.出現不正常警訊者：

一旦出現高血脂、高膽固醇、高血壓、胸悶、胸痛、心電圖不正常或頸總動脈血流量、血流速不正常等警訊。應立即採取以下措施：

▲首先戒除吸煙、酗酒、飲食不正常、好逸惡勞等不正常生活習慣。

▲至少每三個月至六個月，追蹤心、腦血管的病變狀況。

▲增加新概念及新檢測的方法，彌補當前檢測之盲點與極限，如檢測：紅血球凝聚重疊、血小板聚集的體積大小、血脂及

膽固醇結晶體積大小、以及心臟與腦部缺氧等訊息。同時，測
定頸總動脈血流速、血流量是否正常、斑塊硬化的阻塞程度。

2.四十歲以下正常者：

四十歲以下具有心、腦血管病變家族史，但尚未出現任何心、
腦血管病變的病症，每一到二年需要定期一般健康檢查，同時需要
進行以下特殊檢測：紅血球是否凝聚重疊，以及膽固醇、血脂、血
小板的體積大小，心臟缺氧與腦部缺氧等訊息，以及頸總動脈血流
速、血流量、斑塊阻塞的狀況。

3.超過四十正常者：

超過四十歲具有家族病史，雖然還沒有出現任何病症，也應該
戒除或避免吸煙等促使心、腦血管病變的因數。同時，將四十歲以
下正常者的檢查，當成每年必做的檢測。

4.出現預警訊息者：

凡是具有家族病史者，不論年齡及是否出現臨床病症，一旦發
現以上特殊的預警訊息，都應格外重視這些預警訊息，並且採取適
當且有效的防治方法：

▲將凝聚重疊的紅血球，恢復成充滿活力的飽滿紅血球。

▲解除「高危險」訊息──清除大體積的膽固醇、血脂、血小
板等結晶。

▲促使頸總動脈血流速、血流量及斑塊阻塞的病變，完全恢
復正常。

「綠能整合療法」兼具以上防治作用，促使心、腦血管病變的
家族病史者，免於步上祖先的「**基因不歸路**」。

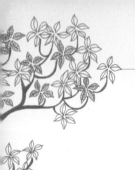

結 語

不負責任的死法：「猝死」

　　許多高血壓、高膽固醇、高血脂等心、腦血管疾病的病人，在未突發腦中風、心肌梗塞或猝死之前，經常發下豪語「能不痛苦的猝死，是一種最有福氣的死亡」。

　　事實上，許多人會先經過腦中風的半身不遂，或絞痛的心肌梗塞所折磨。即使「三生有幸」突發「猝死」，一聲不響的拋下家人離開人世，，經常留下一大堆身後問題，因而累及親友及子女，承受萬丈深淵的苦海。尤其身為一家之主，若沒留隻字片語與妥善安排，可能摧毀一個幸福快樂的家庭，這是一種「不負責任的死法」。

　　為了避免這種不負責任的死法——「猝死」降臨，我們應竭盡所能，跟「猝死」說「NO」。到底該如何遠離猝死之神呢？

　　一位大連的病友董總，身體力行地貫徹「汽車定期保養」的概念，認為人體好比一部汽車：「我們買了一部車子，都知道五千至八千公里的行程後，或每隔二到三個月，汽車就需要檢修，及更換又濃又髒的機油，這部車的引擎——發動機才能維持良好性能。反觀我們自從出生之後，只要是好吃的東西，不論是否含有農藥、色素、化學毒素，或空氣、水質…等是否遭到污染，通通往肚子裡塞；加上學業、工作、家庭、社會以及事業…等種種壓力一肩挑

起；有時，應酬喝酒更加消耗體能。然而，只要身體沒出現病症（就算生病了，也是服用一大堆具有副作用的化學藥品），從未像檢修、保養車子般關心過身體。」

　　一部新買的車，只要兩、三年不換機油、檢修保養，可能早就報銷成廢物了。車子的零件還是金屬製的，人體卻是血肉之軀，若四、五十年都不關心與保養，身體器官怎經得起如此糟蹋！步入中年之際，開始出現高血脂、高血壓、心腦血管病變，而缺氧、脂肪肝、肝腫大、痛風、糖尿病、失眠、健忘、老眼昏花、耳鳴…等等病症，根本就是理所當然；即使罹患各種癌症或突發猝死，似乎也不足為奇了！

　　可是，多數人，數十年如一日，每天忙於工作或生活，幾乎不曾停下來好好休息，順便保養身體，直到健康亮起了紅燈，才驚惶失措、怨天尤人，然而，卻已經為時已晚了。人到了中年，一定要有「汽車定期保養」的觀念，每隔半年或一年進行一次「動脈血管大掃除」，激發體內動脈內皮組織細胞，自製天然心、腦血管擴張藥物「NO」，將動脈血管壁上積蓄的多餘膽固醇等脂肪雜質清除，並採取適當的運動、飲食療法與疏解壓力來保健，以避免中風、心肌梗塞或猝死。

　　負責預防保健及疾病防治的醫護人員，今後除了「定期健康檢查」的教育與推廣外，也應該將「汽車定期保養」理念及方法，列為衛生保健教育宣導的重點。不但可以預防人們器官過早老化及功能衰退，減少國家健康保險的赤字，還可以降低人類十大死亡率。

　　讓每個進入事業巔峰的社會精英，不再受高血壓、糖尿病及心、腦血管疾病威脅　，人人過著健康快樂、事業有成的彩色人

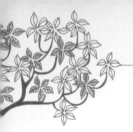

生，使整個社會，國家更穩定進步與繁榮。讓人體的心、腦血管內皮細胞，永遠生存於綠能的空間與環境之中，人體內每個器官細胞的功能，必定可以一直維持良好狀態，至少延長二至三十年的生命，並健健康康地向「猝死」之神說「NO」。

參考資料：

1.W. John Diamond, M.D., W. Lee Cowden, M.D., & Burton Goldberg. *Alternative Medicine: Definitive Guide to Cancer*, California, Future Medicine Publishing, INC. (1997)

2.James L. Oschman. *Energy Medicine: The Scientific Basis*, United Kingdom: Churchill Livingstone. (2000)

3.James L. Oschman. *Energy Medicine In Therapeutics and Human Performance*, United Kingdom: Butterworth Heinemann. (2003)

4.Robert O. Becker, M.D., & Gary Selden. *Body Electric: Electromagnetism and The Foundation of Life*, New York: Quill. (1985)

5.Richard Gerber, M.D.. *Vibrational Medicine: The #1 Handbook of Subtle-Energy Therapies*, Vermont: Bear & Company. (2001)

6.Joy Gardner. *Vibrational Healing Through The Chakras: with Light, Color, Sound, Crystals, and Aromatherapy*, New York: Crossing Press. (2006)

7.Barry Lynes. *The Cancer Cure That Worked!: Fifty Years of Suppression*, Canada: Marcus Books. (2005)

8.William Boericke, M.D.. *Boericke's New Manual of Homeopathic Materia Medica with Repertory*, B. Jain Publishers (P.) Ltd. (1998)

9.Donald M. Epstein D.C.. *Stages of Healing: A Network Approach to Wholeness*, California: Amber-Allen Publishing. (1994)

10.Amit Goswami, P.H.D. The Quantum Doctor: *A physicist's guide to health and Healing*, Virginia: Hampton Roads Publishing Company. (2004)

11.James Tyler Kent, A.M., M.D.. *Repertory of The Homoeopathic Materia Medica*, London: Homoeopathic Book Service. (1993)

12.Richard Gerber, M.D.. *Vibrational Medicine: New Choices for Healing Ourselves*, Vermont:

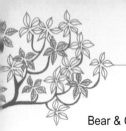

Bear & Company. (1996)

13.Konrad Werthmann, M.D.. *The SANUM Therapy Prescription Book*, Germany: Semmelweis-Institut. (2008)

14.Konrad Werthmann, M.D., & Peter Schneider. *Isopathic/Homeopathic Materia Medica*, Germany: Semmelweis-Verlag. (2002)

15.Alfred Pischinger. *The Extracellular Matrix and Ground Regulation: Basis for a Holistic Biological Medicine*, California: North Atlantic Books. (2007)

16.Burton Goldberg, Larry Trivieri, Jr., & John W. *Anderson. Alternative Medicine: The Definitive Guide*, California: Celestial Arts. (2002)

17.費兆馥、顧亦棣，《舌診圖譜：望舌識病》。台北市：合記圖書出版社，2005。

18.安德魯・威爾著，陳希林譯，《老得很健康：你不可不知的整合醫療及抗發炎飲膳》。台北縣：木馬文化事業股份有限公司，2007。

19.郭志辰，《空間醫學》。台北市：良辰出版事業有限公司，2005。

20.王唯工，《水的漫舞》。台北市：大塊文化出版股份有限公司，2007。

21.王唯工，《氣血的旋律》。台北市：大塊文化出版股份有限公司，2010。

22.楊喜松，《生命科學之世界：杏林散記》。台北市：合記圖書出版社，1998。

23.高鶴亭、高春媛，《中醫全息診療術》。台北市：志遠書局，1995。

24.程莘農，《中國針灸學》。台北市：文光圖書有限公司，2003。

25.Richard P. Feynman, Robert B. Leighton, & Matthew Sands著，高涌泉譯，《費曼物理學講義 III：量子力學・1—量子行為》。台北市：天下遠見，2006。

26.Richard P. Feynman著，陳芊蓉、吳程遠譯，《物理之美：費曼與你談物

理》。台北市：天下遠見，2005。

27.Alexander Sander, & William J. Coons著，周明加、柯妙華譯，《胚胎學的基本概念》。台北市：合記圖書出版社，2002。

28.王正榮，《時間生物學》。北京：科學出版社，2006。

29.廖文炫、張梅蘭、蔡美文、王淑芬，《物理因子治療學：冷、熱、光、水療及機械性治療》。台北市：合記圖書出版社，2006。

30.廖文炫、張梅蘭、蔡美文、王淑芬，《物理因子治療學：電磁療學》。台北市：合記圖書出版社，2007。

31.吳慶余，《基礎生命科學》。北京：高等教育出版社，2002。

貼心的讀者服務

親愛的讀者：

感謝您選購《向猝死說NO》。為了提供更好的服務給讀者，如果您與書中所舉的案例有相同困擾，對於本書討論的主題、介紹的醫療方法感興趣，想要進一步了解；或者您從事醫護工作，希望與作者交流，皆竭誠歡迎您來電聯絡，我們會儘速將您的提問資料轉交給作者，讓潘醫師、馬醫師為您做專業的解答。謝謝！

聯絡人：李小姐

電話：(02)2772-1663

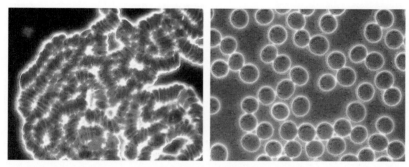

紅血球聚集重疊（表面積不足）（圖1a）　　正常紅血球（圖1b）

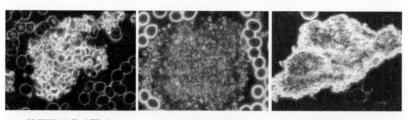

膽固醇結晶（圖2）　　　　血小板凝集（圖3）　　　　斑塊結晶（圖4）

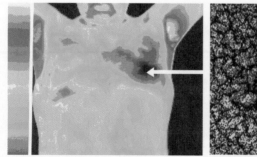
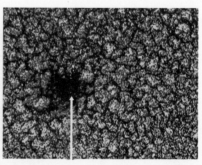

心肌缺氧訊息（MTD）（圖5）　　　　心臟缺氧訊息（專業一滴血）（圖6）

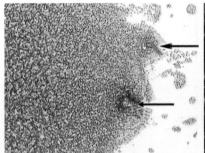

腦部缺氧訊息（圖7）

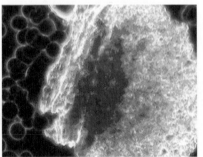

大體積結晶（圖8）

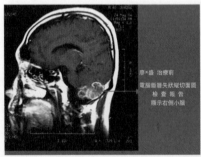

治療前（圖9）

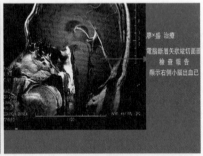

治療後（圖10）

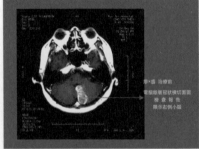

治療前（圖11）

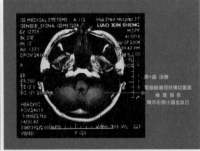

治療後（圖12）

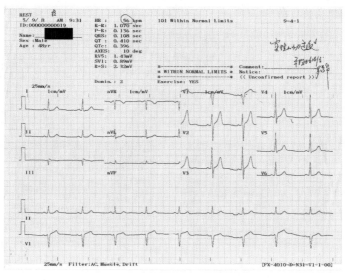

治療前（圖13）

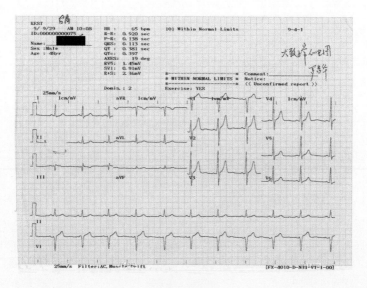

治療後（圖14）

上海国宾医疗中心
超声报告单

超声号：10495
卡号：20074384

姓名：陈█义　性别：男　年龄：48　　通讯地址：

临床诊断：　　　　　　　　　　　　　　　检查部位：肝脏；胆囊；胰腺；前列腺；颈动脉

图像质量：　　　　体形：　　　　　　　联系电话：

存图：　　　仪器型号：　　　　　　　频率：

超 声 检 查 结 果

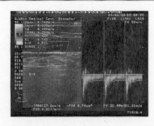 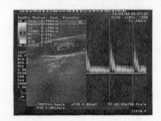

颈总动脉内径：右侧8.1mm，内膜中层厚0.9mm　　　左侧8.2mm，内膜中层厚0.9mm

峰值流速Vmas:	78.2cm/s	78.9cm/s
最低流速Vmin:	20.0cm/s	14.9cm/s
Vd:	20.0cm/s	14.9cm/s
TAMAX:	29.3cm/s	26.0cm/s
搏动指数PI:	1.987	2.458
阻力指数RI:	0.745	0.811
S/D:	3.921	5.280
血流景FVO:	1.21L/MIN	1.38L/MIN

颈总动脉内未见明显的斑块显示。

肝脏：肝右叶斜径167mm，左叶上下径 78mm，前后径 63mm，门静脉内径 13mm，门静脉血流速度10cm/s 肝区光点细密，肝区回声分布尚均匀，血管纹理尚清晰。

胆囊：胆囊大小形态正常，充盈良好，囊壁光整，未见异常回声。

胰腺：胰腺形态大小正常，内部回声分布均匀，主胰管无扩张。

前列腺：上下径 51mm，左右径 47mm，前后径36mm，内部回声稍低，内见3×6 mm增强回声。

超声提示：

1. 双侧颈总动脉内血流峰值流速正常，血流量少。
2. 双侧颈总动脉内未见斑块形成。
3. 肝大，脂肪肝（随访）
4. 前列腺增生伴钙化灶，请结合临床（随访）
5. 胆囊、胰未见明显异常

诊断医师：吴友元　　签名：

日期：2005-9-8 9:42:25

本报告仅供临床医生参考

治療前（圖15）

上海国宾医疗中心
超声报告单

超声 号：10495
卡 号：20074384

姓名：陈■义　性别：男　年龄：48　　通讯地址：
临床诊断：　　　　　　　体形：　　　　　　检查部位：肝胆;胆囊;前列腺;颈动脉
图像质量：　　　　　　　　　　　　　　　联系电话：
存图：　　　　仪器型号：Logiq400　　　频率：

超 声 检 查 结 果

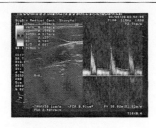 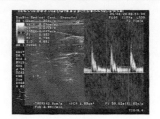

	右侧	左侧
颈总动脉内径：	右侧8.2mm，内膜中层厚0.9mm	左侧8.2mm，内膜中层厚0.9mm
峰值流速Vmas:	139.9cm/s	132.3cm/s
域低流速Vmin:	30.4cm/s	27.1cm/s
Vd:	30.4cm/s	27.1cm/s
TAMAX:	51.5cm/s	44.7cm/s
搏动指数PI:	2.127	2.352
阻力指数RI:	0.783	0.795
S/D:	4.607	4.881
血流量FVO:	2.43L/MIN	3.08L/MIN

颈总动脉内未见明显的斑块显示。
肝脏：肝右叶斜径144mm，左叶上下径 70mm，前后径 52mm，门静脉内径 11mm，门静脉血流速度14.3cm/s
肝区光点细密，肝区回声分布尚均匀，血管纹理尚清晰。
胆囊：胆囊大小形态正常，充盈良好，囊壁光整，未见异常回声。
前列腺：上下径 44mm，左右径 38mm，前后径32mm，内可见 4×6 mm增强光团。

超声提示：
1. 双侧颈总动脉内血流峰值流速正常，血流量正常。
2. 双侧颈总动脉内未见斑块形成。
3. 肝大，脂肪肝(随访)
4. 胆囊未见明显异常
5. 前列腺钙化灶。

诊断医师：吴友元　　签名：

日期：2005-9-29 9:58:44

治療後（圖16）

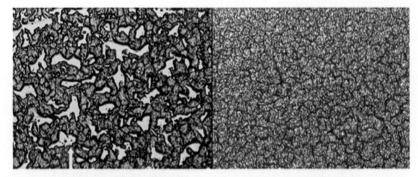

（白色）氧自由基訊息　　　　　　　　正常（圖17）

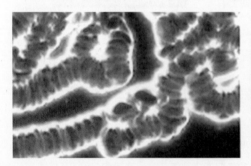

紅血球凝集（圖18）

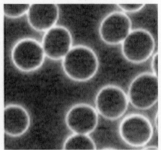

紅血球分散（正常）

上海国宾医疗中心
布康超倍生物显微系统亚健康检测报告

姓 名：林▓▓　　性 别：男　　年 龄：57　　职 业：　　　编号：08759

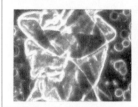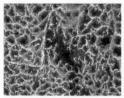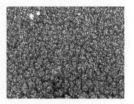

治療前（圖19）

检验报告单
申请单号

姓名：林▓▓
性别：男
年龄：57 岁
病历号：
科别：合
床号：合
标本种类：血清
送检日期：
　2003-10-2
采样日期：
　2003-10-2
注：H-偏高，L-偏低
临床诊断：

上海国宾医疗中心　报验编号：常133

编号	项 目	结 果	参 考 值	编号	项 目	结 果	参 考 值
	葡萄糖	5.37	3.89-5.83 mmol/L				
	总胆固醇	7.27	2.8-5.85 mmol/L				
	甘油三酯	0.93	0.4-1.81 mmol/L				

送检　　　　检验　　　　报告
医师　　　日期 2003-10-27 日期 2003-10-27 检验师 吴子苯　核对者　　　复核

上海国宾医疗中心
布康超倍生物显微系统亚健康检测报告

2004年3月5日

姓 名：▓▓▓　　性 别：男　　年 龄：57　　职 业：　　　编号：11058

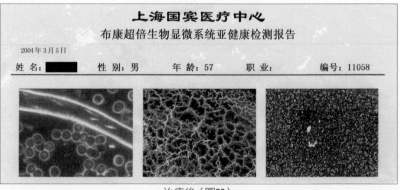

治療後（圖20）

上 海 国 宾 医 疗 中 心

MTD 检 查 报 告 单

姓名：方█廷　　性别：男　年龄：55　岁　MTD 检查号：2004083018

检查图片：

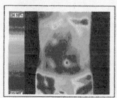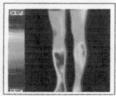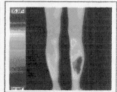

检查结果：

　　MTD 所见：

　　提示：

　　　　1.胃、结肠炎性反应

　　　　2.肝脏代谢不良

　　　　3.前列腺代谢异常

　　　　4.左下肢血循环不良，右下肢亦偏反应

　　　　　　　　　　　　　　医师：

检查日期：2004 年 8 月 30 日

治療10次後（圖21）

上 海 国 宾 医 疗 中 心

MTD 检 查 报 告 单

姓名：方■廷　　性别：男　年龄：55　岁　MTD 检查号：2004092318

检查图片：

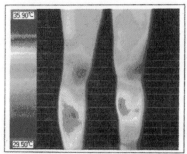 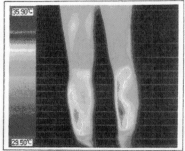

检查结果：

　　MTD 所见：

　　提示：

　　　1. 右下肢轻度高温反应

治療20次後（圖22）

上 海 国 宾 医 疗 中 心

MTD 检 查 报 告 单

姓名：方█廷　　性别：男　　年龄：55 岁　　MTD 检查号：2004110818

检查图片：

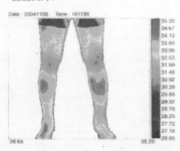 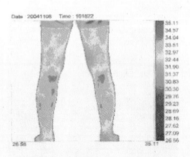

检查结果：

　　MTD 所见：

　　提示：

　　1. 右下肢轻度高温反应

医师：

检查日期：2004 年 11月　8　日

两個月後（圖23）

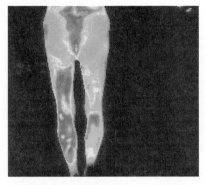 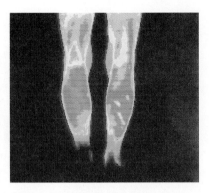

治療前：下肢血液循環不良（比較近藍
綠色）

治療後：下肢血液循環恢復正常（比較
紅）

上海望族国宾医疗中心

布康超倍生物显微系统亚健康检测报告

| 姓 名： | 性 別：男 | 年 齡：34 | 电话： | 编 号：5238 |

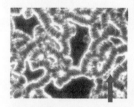 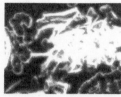 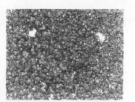

治療前紅血球凝集（圖24-1）

| 姓 名： | 性 別：男 | 年 齡：35 | 电话： | 编 号：5705 |

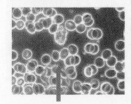 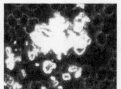 

治療後紅血球分散（圖24-2）

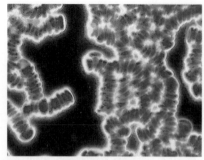

聚集紅血球（圖25）

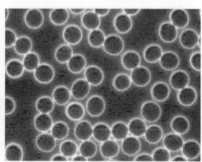

正常紅血球（圖26）

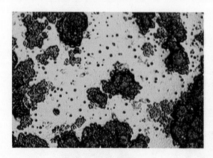

癌症高危險群訊息

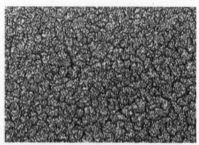

正常（圖27）

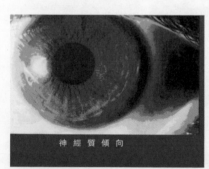

神經質傾向（圖28）

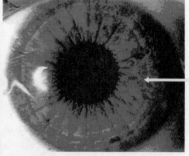

心肌缺氧（圖29）

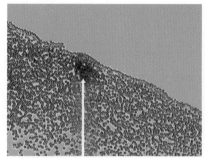

輕微缺氧（圖30）

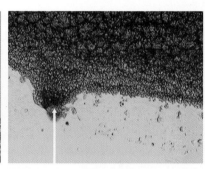

嚴重缺氧（圖31）

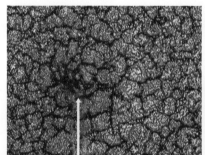

輕微缺氧（圖32）

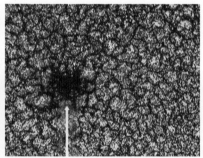

嚴重缺氧（圖33）

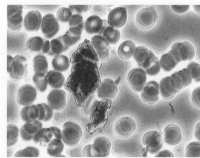
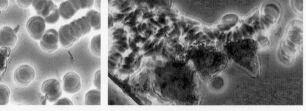

彩色結晶：體內代謝物（毒素）積聚（圖34、35）

上海望族国宾医疗中心

布康超倍生物显微系统亚健康检测报告

姓名：潘■样　性别：男　年齡：60　电话：　　　　编号：4

（紅血球凝集、肝負荷過重、大體積膽固醇斑塊）治療前（圖36）

上海望族国宾医疗中心

布康超倍生物显微系统亚健康检测报告

姓名：潘■样　性别：男　年齡：60　电话：　　　　编号：4

（紅血球分散、肝恢復正常、膽固醇斑塊變小）治療後（圖37）

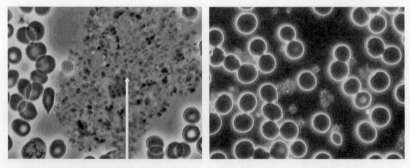

血小板聚集（圖38）　　　　　　　　　　正常血小板

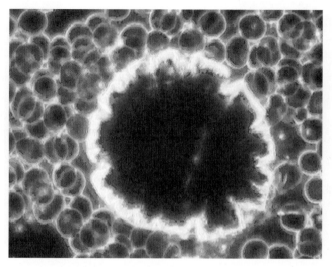

異常斑塊——動脈粥狀硬化訊息（圖39）

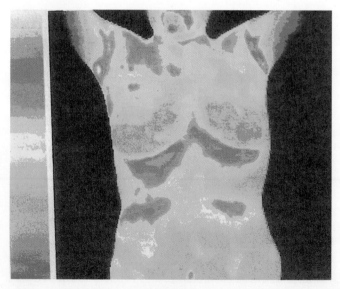

MTD（圖41）

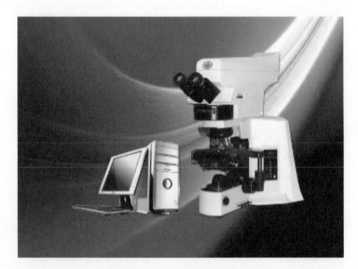

超高分倍血液訊息檢測儀（圖42）

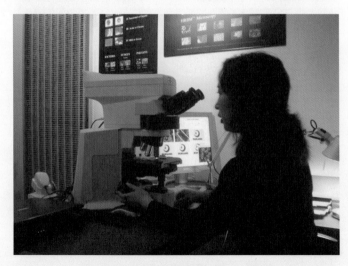

超高分倍血液訊息檢測儀操作狀況（圖43）